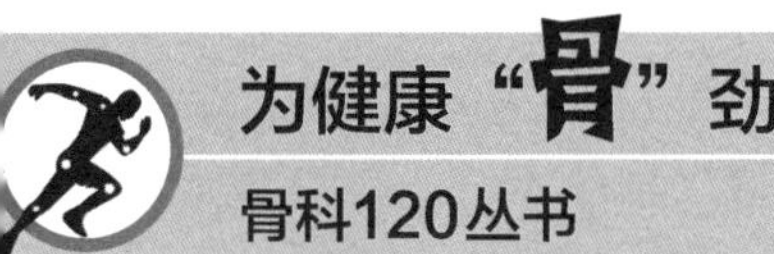

总顾问　刘昌胜　张英泽　戴尅戎
总主编　苏佳灿

肩关节镜120问

主编 ◎ 王建华　王鹏　何继业

上海大学出版社

图书在版编目(CIP)数据

肩关节镜 120 问 / 王建华,王鹏,何继业主编. 上海 : 上海大学出版社, 2024. 7. -- (为健康"骨"劲 / 苏佳灿总主编). -- ISBN 978-7-5671-5010-2

Ⅰ. R684-44

中国国家版本馆 CIP 数据核字第 2024WN2375 号

策划编辑　陈　露
责任编辑　高亚雪
封面设计　缪炎栩
技术编辑　金　鑫　钱宇坤

为健康"骨"劲

肩关节镜 120 问

王建华　王　鹏　何建业　主编

上海大学出版社出版发行

(上海市上大路 99 号　邮政编码 200444)

(https://www.shupress.cn　发行热线 021-66135112)

出版人　戴骏豪

*

南京展望文化发展有限公司排版

上海颛辉印刷厂有限公司印刷　　各地新华书店经销

开本 890mm×1240mm　1/32　印张 4　字数 80 千

2024 年 8 月第 1 版　2024 年 8 月第 1 次印刷

ISBN 978-7-5671-5010-2/R·63　定价　58.00 元

本书编委会

主　编　王建华　王　鹏　何继业

编　委　（按姓氏笔画排序）

王　鹏（上海交通大学医学院附属新华医院）
王建华（上海交通大学医学院附属新华医院）
何继业（上海交通大学医学院附属新华医院）
陈雨舟（上海交通大学医学院附属新华医院）

序言

“岁寒，然后知松柏之后凋也。”意为一个人的节操与品行，只有在困境中才能显现。而我等从医者，正是立志守护人身之“松柏”——强健的骨骼。

骨为身之干，支撑起生命的屹立不倒。然世间疾病千奇百怪，骨疾尤为凶险。有如暗夜突袭的骨折创伤，似无声蚕食的骨质疏松，或如幽灵般游走的骨肿瘤……无不考验着骨科医者的智慧与经验。

本丛书以“强骨”为宗旨，撷取骨科领域精华，解答患者关切。自创伤骨科到关节外科，从脊柱到四肢，举凡骨科疑难疑点，图文并茂，一一道来。寓医理于浅言，蕴经验于问答。言简意赅却包罗万象，通俗晓畅而雅俗共赏。

本丛书共21个分册，涵盖骨科所有常见疾病，是目前国内最系统、最全面的骨科疾病科普系列丛书。从骨折、骨不连等常见创伤，到骨性关节炎、骨质疏松等慢性病，从关节镜微创技术到修复重建难题，从骨科护理常识到康复指导，可谓全方位、多角度、立体化地解答骨科常见疾病诊疗问题。120问的内容设计，聚焦读者最迫切的疑惑，直击骨科就诊最本质的需求，力求读者短时间内获取最实用的知识。这是一系列服务骨科医患共同的工具书，更是一座沟通医患的桥梁。

“岁月不居，时节如流。”随着人口老龄化加剧，骨科疾病频发。提高全民骨健康意识，普及骨科养生保健知识，已刻不容缓。我们坚信，树立正确观念，传播科学知识，能唤起公众对骨骼健康的关注，进而主动规避骨病风险。这正是本丛书的价值所在，亦是编写初衷。

让我们携手共筑健康之骨，守望生命之本，用“仁心仁术”抒写“岁寒不凋”的医者丰碑，用执着坚守诠释“松柏常青”的“仁爱仁医”。

“博观而约取，厚积而薄发”，愿本丛书成为广大读者的良师益友，为患者带去希望，为医者增添助力。让我们共同守护人体这座最宏伟的“建筑”，让健康的骨骼撑起每一个生命的风帆，乘风破浪，奋勇前行！

总主编 苏佳灿

2024年7月

前 言

在过去的20年中，骨科相关的基础医学理论及临床技术飞速发展，医疗从业者对肩关节疾病尤其是慢性病变的认识得到了极大的提升，诊断及治疗手段也不断升级。肩关节的解剖学特征及疾病谱使得肩关节镜技术在相关疾病的诊断及治疗中体现出独特的优势，被广泛应用于临床。因此，作为“为健康‘骨’劲”丛书之一，《肩关节镜120问》面向广大的非医学专业读者，对肩关节镜技术及目前临床工作中使用该技术诊断、治疗的常见肩关节疾病进行简明、易懂的介绍。

现今越来越多的医疗从业人员认识到，任何疾病的治疗都不仅仅是相关客观指标的改善，而是一个与患者的主观感受、知情和选择密切相关的过程。在诊疗过程中，确保患者正确认识所患疾病，理解和接受所采用的治疗技术，是现代医学的人文关怀要求，也是优化医患沟通、提升治疗效果的有效途径。这些构成了本书写作的初衷。

本书包含120个与肩关节镜技术和该技术治疗的常见肩关节病变相关的问题，这些问题是编者常被患者问到的问题，每一个问题都配有通俗易懂的解答，一部分问题解答中配有图片，大多数图片是编者在多年临床工作中收集而来，具有独特的价值。对非医学专业人士而言，本书提供的信息，可以使读者初步了解肩关节镜技术，满足读者对相关疾病诊疗过程及一些细节的好奇心，充实自身的知识储备并在必要的时候帮助他人。如果读者是相关疾病的患者并寻求治疗，本书的内容有助于读者和医生的有效沟通及合作。

与此同时，我们感谢所有对肩关节镜领域做出贡献的国内外同行，你们多年坚持不懈的工作奠定了本书编写的基础。

最后，感谢您的信任和关注，愿本书能够对您有所启迪。

编　者

2024 年 5 月

目录

第一篇 肩关节概述

第二篇 肩关节镜手术的相关概念

第三篇 肩关节疾病的保守治疗

第四篇 肩关节相关疾病

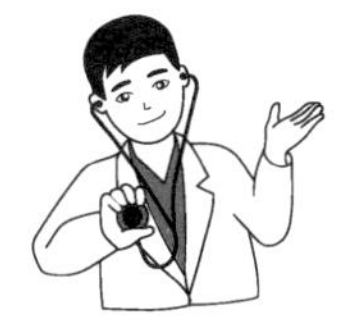

第一篇
肩关节概述

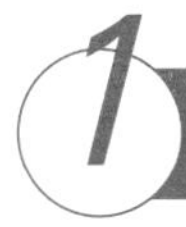

1 肩关节指的是哪个部位?

一般而言,大家说"肩关节"的时候指的是盂肱关节,即连接躯干上部和上肢近端的关节。但严格意义上的肩关节包括 3 块骨:锁骨、肩胛骨和肱骨,以及 4 个关节:肩锁关节、胸锁关节、肩胛胸壁关节和盂肱关节。

由于完成上肢动作的主要是盂肱关节,当没有特殊说明的时候,肩关节是指盂肱关节。如果需要描述与上述其他 3 个关节有

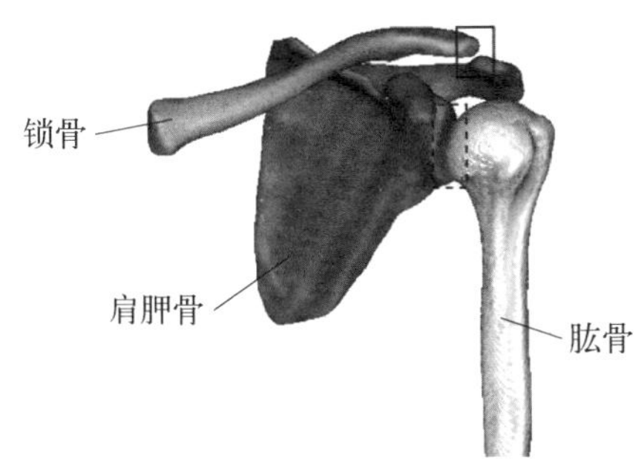

肩关节的主要骨性结构

图中未包括胸骨及肋骨,故图中未显示肩胛胸壁关节及胸锁关节。虚线框出部分为盂肱关节,实线框出部分为肩锁关节。图中盂肱关节为未活动状态,即上肢自然下垂、位于体侧的姿势

关的情况，一般会说明具体名称，如肩锁关节脱位等，而不是直接以“肩关节”指称，以免产生误解。

2 肩关节由哪些结构组成？

肩关节的骨性部分主要包括锁骨、肩胛骨和肱骨。

盂肱关节属于球窝关节，盂肱关节由肩胛骨的关节盂与肱骨的肱骨头相对构成。关节盂周边围绕一圈软骨，起到轻微加深关节盂的作用，称为盂唇。较薄且松弛的盂肱关节囊将肱骨头与关节盂连接起来，和盂肱韧带、肩袖肌群一同起到稳定盂肱关节的作用。

肩锁关节由锁骨的肩峰端及肩胛骨的肩峰构成，关节内存在不完整的关节盘。连接锁骨和肩峰的肩锁韧带包裹关节囊，维持肩锁关节的前后向稳定，连接肩胛骨喙突与肩锁关节的韧带（喙锁韧带和喙肩韧带）则从垂直方向和轴向起到稳定肩锁关节的作用。肩锁关节的灵活性较盂肱关节低很多，但它仍然是可以小范围活动的。

胸锁关节由锁骨的胸骨端、第一肋软骨和胸骨柄外上缘构成，呈鞍形，关节内也有关节盘。胸锁关节也可以小范围活动。

肩胛胸壁关节由肩胛骨和肋骨组成的胸廓构成，两者中间有疏松结缔组织。一些解剖学研究人员认为，它不能算作真正的关节，仅仅是肩胛骨与胸廓侧后壁之间的一个连接点，但肩胛胸壁关节在肩关节运动中起到重要的作用，肩部活动范围在一定程度上是由肩胛胸壁关节的最大活动范围所决定的。

3 肩关节能完成哪些动作？

胸锁关节可以完成上下方移动、前后方移动及沿锁骨长轴的旋转。肩锁关节的运动主要随着肱骨上举实现，可以完成上下方移动。肩胸关节的活动主要由肩胛骨完成，包括上下方移动、前后方移动和旋转。但上述关节的活动在日常生活中都较难直接观察到，大家平时所说的肩关节活动其实大部分是指盂肱关节的活动。日常生活中，人体上肢的动作也主要依靠盂肱关节活动来完成。盂肱关节能完成的动作包括前屈、上举、后伸、外展、内收、内旋及外旋。

前屈及上举：前屈指的是上臂向前方举起；举起角度超过90°(大致是超过锁骨水平)后称为上举。

后伸：与前屈动作相反，即把上臂伸到身后，同时肘关节伸直不发生旋转。

外展：指上臂向躯干侧面举起，同时肘关节伸直不发生旋转。

内收：与外展动作相对，即上臂越过躯干中线伸向对侧。

内旋：如果在后伸时，肘关节同时旋转，即“手摸后背”，属于体侧内旋；如果外展时，肘关节弯曲做出提重物动作，属于外展内旋。

外旋：外旋和内旋一样可分为体侧外旋及外展外旋。体侧外旋相当于上臂紧贴躯干，用手把窗帘向一边拉开时肩关节的动作；而外展外旋大致相当于外展同时再举手，类似拍卖会上竞拍者为了出价而举牌示意的动作。

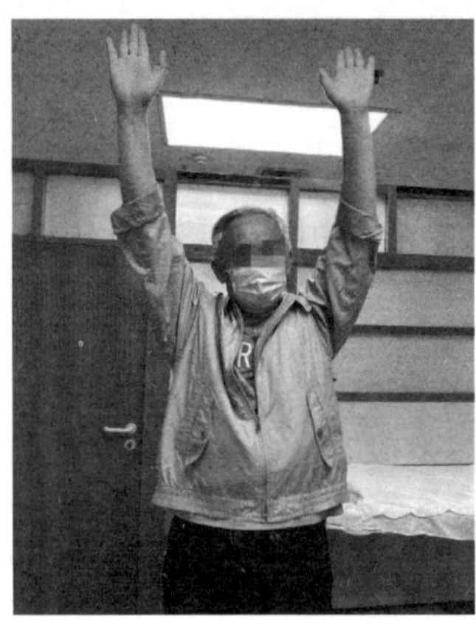

肩关节的上举活动

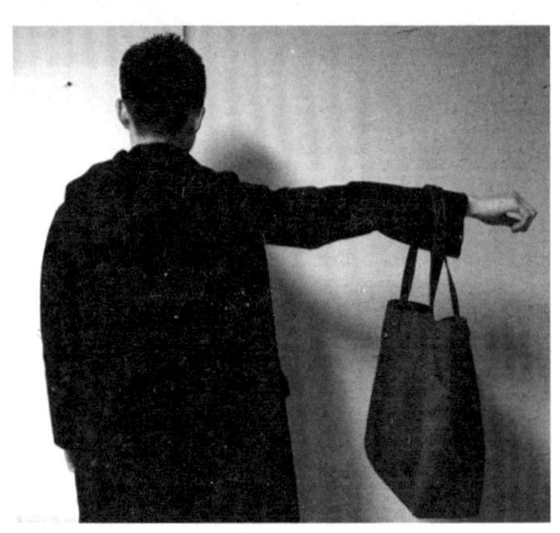

肩关节的外展活动

在前臂加上重物可测量外展肌力

4 人体肩关节的正常活动范围是多少？

肩关节的正常活动范围：前屈上举 0～170°，后伸 0～50°，外展 0～180°，内收 0～45°，体侧外旋 0～70°，体侧内旋 0～70°（但体侧内旋一般用拇指能在后背触及的水平高度相对应的椎体棘突表示，需双侧对比，能达到第七胸椎棘突及更高水平认为是正常，如达不到该水平但双侧无明显区别也认为是正常的），外展外旋

0～70°,外展内旋 0～70°。需要注意上述数据是理论上的活动范围,具体数值在不同个体间可以有出入,不能达到理论最大活动范围并不意味着异常,是否存在异常具体要根据年龄、组织柔韧性、肌肉强度并对比健侧上肢来判断。

5 相较人体其他关节，肩关节有什么特点?

盂肱关节是球窝关节,其组成结构中,关节盂小而浅,而肱骨头相对较大,关节盂的关节面面积仅为肱骨头关节面面积的 1/4,加之盂肱关节囊薄而松弛,因此盂肱关节是人体活动度最大的关节,可做多个轴方向上的运动。与显著的灵活性相对的,则是盂肱关节较差的稳定性,受到外力后很容易发生脱位。

6 X 线、CT、超声、MRI 等影像学检查各有什么特点?

(1) X 线检查: 主要显示骨性结构的形态和位置,同时可以显示软组织的轮廓。在四肢的 X 线片上,软组织轮廓可以用于判断肢体是否存在明显畸形和肿胀,但无法直接体现具体软组织如肌腱、韧带的状况。软骨是广泛覆盖在骨组织表面起缓冲应力、减小摩擦等保护作用的纤维结构,虽然名字里带“骨”字,但它在 X 线片上是无法观察到的。不过,如果 X 线片显示了明确的骨组织损伤，基本可以断定同时也存在软骨损伤。

(2) CT检查：CT的成像原理同X线一样，因此也以显示骨性结构为主。但相较X线检查，四肢的CT检查有两大优势：一是通过多角度成像及后期处理，CT能够显示立体(三维)的骨性结构，较二维的X线图像更精细和全面，为诊断提供了更多的参考信息；二是四肢CT图像能较为粗略地显示软组织，图像上可以大致辨认肌腱、肌肉及韧带的位置和形态。虽然CT检查分辨率较低，不能作为判断软组织损伤与否的准确依据，但较X线检查仍是很大的进步。

(3) 超声检查：超声检查，尤其是骨科疾病诊断专用的肌骨超声，既能观察骨性结构，也能观察软组织，因此有经验的肌骨超声医生可以借助一次超声检查同时判断骨性结构及软组织的情况，还可以检测软组织内是否有积液、钙化等特殊改变。超声对软组织病变诊断的准确性大大高于CT及X线检查，同时，超声检查还具备方便快捷、价格相对低、没有电离辐射等优势。一些人如孕妇不能接受X线及CT检查，另一些人(如体内有磁性金属植入物或安装了心脏起搏器等)则无法接受MRI检查，但超声检查几乎不存在禁忌人群。不过，超声检查的局限在于其图像获取和解读较为主观，检查结果对检查医生的经验和操作水平依赖性较大。对同一病例，不同检查医生可能得到的结论差异很大，不同仪器和时间点获取的超声图像也无法进行准确比较。

(4) MRI检查：其发明填补了软组织病变诊断的技术空白。MRI检查不仅能显示软组织和骨性结构的形态改变，还可以在形态显著改变之初就检测到其内部结构性质的改变。借助 MRI 检查的普及，肌腱、肌肉、韧带乃至软骨等结构的损伤的诊断准确性和效率大大增强。MRI 检查和 CT 检查类似，能够提供多角度图像，而且同一病例的历次检查图像可以进行客观比较。但 MRI 检查也存在一些缺陷，如有幽闭恐惧症、体内有磁性金属植入物、安装心脏起搏器等情况的患者不能接受检查；仪器价格高、维修不易，因此检查费用昂贵；单次检查耗时较长、每日检查总例数受到限制，因而一般都需要预约等。

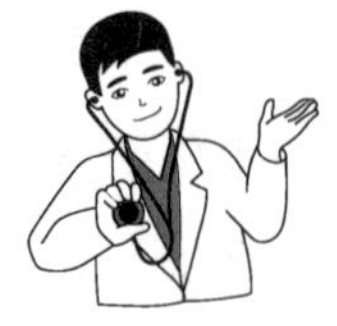

第二篇 肩关节镜手术的相关概念

7 什么是关节镜?

狭义上的关节镜指一种用于观察和检查关节内部结构的器械,由摄像头、导光索、镜头装配而成,连接冷光源、摄像主机和显示屏并通过特定切口将镜头送入关节内部后,可以从显示屏上近距离观察关节内部的结构。用于不同大小关节的关节镜镜头直径从 1.9 毫米到 4 毫米不等,长度从 6.5 厘米到 22 厘米不等,大致形似一根直金属棍。广义上的关节镜不仅包括上述显像系统,还包括基本操作器械,如电动的刨削动力系统、低温等离子系统和各类钳、钩等。

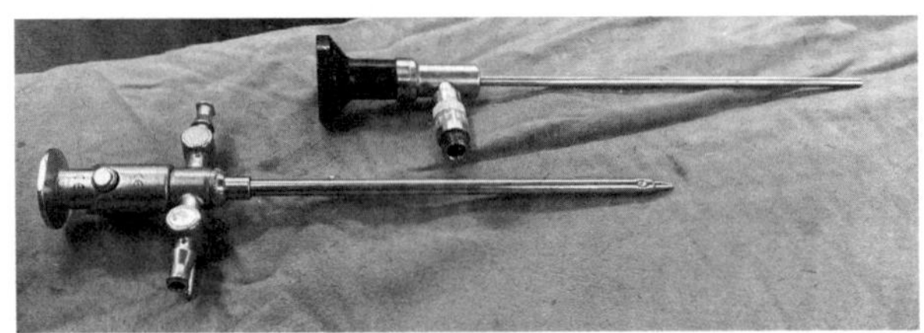

肩关节镜镜头和镜鞘

8 肩关节镜手术的常用设备及体位有哪些?

肩关节镜手术的常用设备有:

(1) 显像系统:用于检查和监视器械进出。

(2) 刨削刀头或磨钻刀头:用于切开、切除或打磨组织。

(3) 低温等离子刀:用于止血和修整组织。

(4) 钳、钩类器械:用于探测、抓持及剪除组织。

另外,绝大部分关节镜手术需要使用灌洗系统以保证清晰的视野,通常包括袋装生理盐水、水泵、水管、集液袋及带阀门的镜鞘。对肩关节镜手术而言,许多病变的治疗需要在镜头监视下经过微小的切口完成穿线、缝合、打结等操作,常常需要配备专门的组织钳、取线器、推结器、剪线器及管理缝线的工作鞘管等。

和其他关节的关节镜手术相比,肩关节镜手术需要较为特殊的体位摆放和肢体固定方式。常用体位有沙滩椅位(患者半坐位,患肢自然下垂摆放在体侧)和侧卧位(患者健侧躺,患肢斜挂在牵引装置上)两种方式,都需要专门装置来固定患肢。沙滩椅位需要可调节的手术床和固定头部的头架,有些医院还配备可固定和纵向牵引上肢的牵引装置。侧卧位则需要稳定躯干的骨盆架及斜向固定和牵引上肢的牵引架。

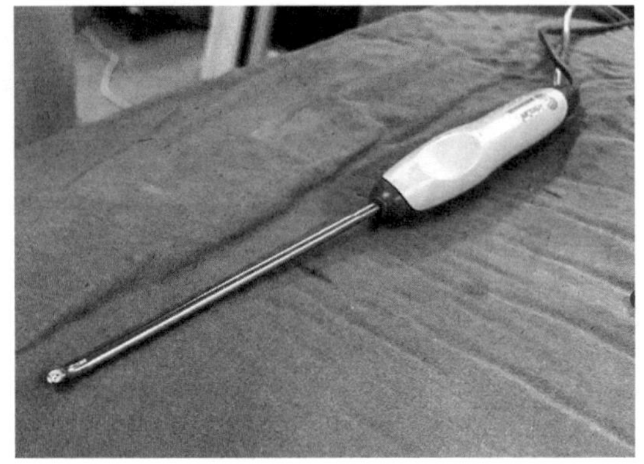

低温等离子刀

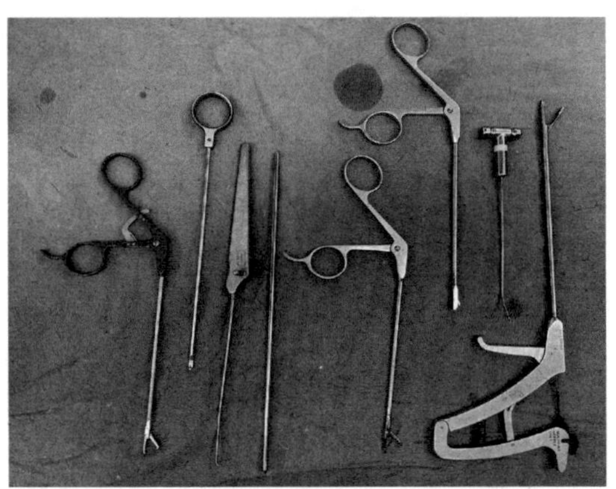

常见的肩关节镜器械

自左至右，分别为：缝线抓持器（即取线器，用于伸入关节腔内夹取缝线的游离端并取出体外）、推结器（用于打结）、钝头探钩（用于检查组织）、交换棒（用于引导镜头进入关节腔）、组织钳（用于夹持软组织）、剪线器（即关节镜手术中专用于剪断缝线的剪刀）、T 形缝合钩（用于缝合时引导缝线穿过组织）、缝合枪（用于缝合时引导缝线穿过组织）

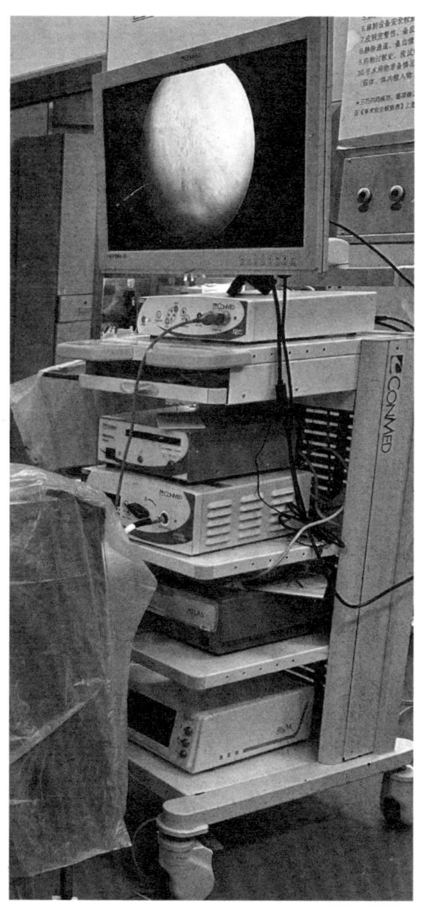

一套常见的完整肩关节镜设备

从上到下，分别为显示屏、摄像主机、(驱动刨削及磨钻刀头的)动力系统、光源及低温等离子刀主机(最下方机箱为一台备用的低温等离子刀主机)

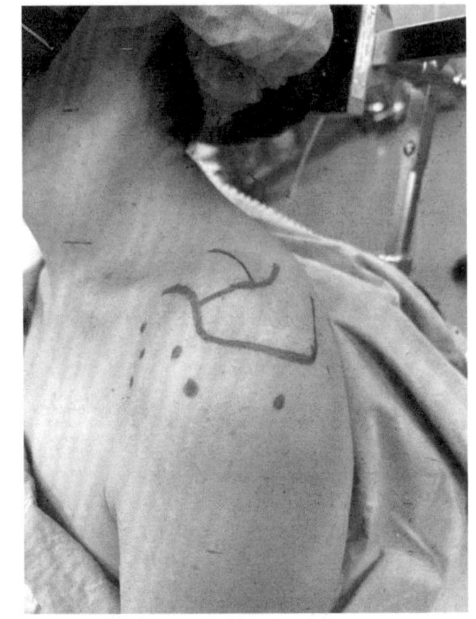

沙滩椅位(一)

患者已半坐起，头部由头架支撑固定。患侧肩关节由记号笔画出解剖标志，便于手术中定位

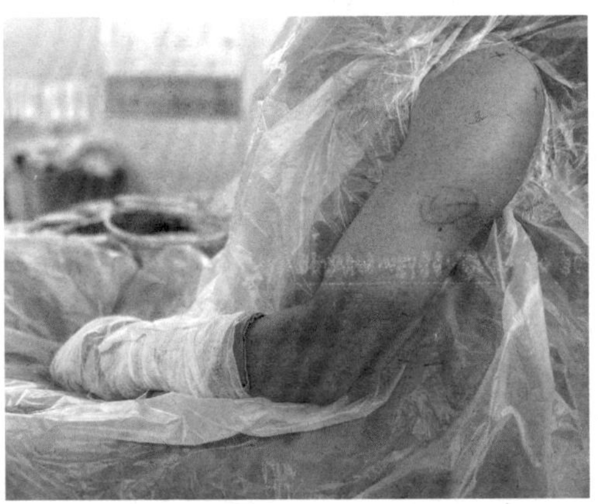

沙滩椅位(二)

患者半坐位，除患肢外的其他身体部分都由无菌手术单遮盖

9 相较传统的开放手术，关节镜手术有哪些优势？

关节镜的发明与普及被公认为20世纪骨科手术中里程碑式的事件，也是最重要的进展之一。由于使得对关节内部结构的深入探查和直接观测成为可能，关节镜的发明显著推动了临床医生对X线和CT检查不能充分显示的软组织病变的认知进步。关节镜手术最重要的优势在于无须通过切开关节囊和大范围分离周围组织就可以处理关节内的许多病变，减少了手术创伤和出血，规避了大型切口、广泛分离组织导致感染的风险，大大降低了术后组织粘连导致关节僵硬的可能，同时缩短了术后组织愈合和恢复的时间，也显著提高了患者对手术治疗的接受度和对术后康复的依从性，充分保证了术后组织愈合的可能性，并改善了术后功能的恢复程度。和关节镜手术普及相伴随的是功能至上、重视重返运动、手术技术与康复锻炼并重等理念的推广，也促成了相应领域从业人员对疾病和治疗观念的更新。

10 哪些常见肩关节疾病可以用关节镜手术治疗？

随着技术和器械的发展，更重要的是随着治疗理念的不断更新，一些既往需要切开进行的肩关节手术如今大部分都可以改为关节镜下完成，如肩锁关节复位固定、肩关节前方不稳的班卡特损伤修补、肩袖损伤修补、肩关节钙化性肌腱炎的手术治疗及肩关节松解等。还有不少肩关节病变是随着关节镜技术的普及而逐步被大家认识，其治疗方法也随着关节镜技术的进步而不断优化，如肩峰撞击综合征、SLAP 损伤和肱二头肌长头腱损伤等。

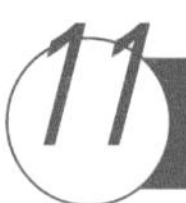

11 肩关节镜手术的切口多大？ 伤口位置在哪里？

肩关节镜手术常常被称为“微创手术”，但微创并非“无创”，仍然会在皮肤表面产生切口，切口也需要缝合和拆线，切口完全

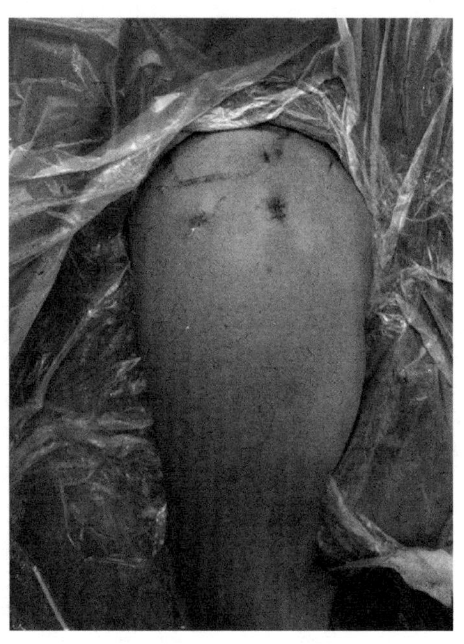

较为常见的肩关节镜手术切口大小和位置

愈合前也存在感染的可能。一般而言，单个切口长度为1～1.5厘米，一次手术需要3～5个切口，散在分布于肩关节的后方、外侧和前方，由于切口小且缝合时组织张力普遍不大，愈合后一般不产生明显的瘢痕。

12 肩关节镜手术采取哪种麻醉方式？ 手术一般需要多长时间？

肩关节镜手术在我国普遍采用全身麻醉。根据通用的计时方式，即从切开皮肤到完成切口缝合计作手术时间，常规肩关节镜手术持续时间为30分钟到2小时不等，时长主要取决于病变的严重性及复杂程度。

13 肩关节镜手术的常见风险和并发症有哪些？

除了麻醉风险和术后伤口感染这些较为常见的手术风险外，由于肩关节镜手术不能显露术区周边的重要外周神经并加以保护，只能在操作时规避其可能走行的区域，因此有损伤外周神经的风险。另外，由于肩关节镜手术需要持续液体灌洗扩张关节腔，术后手术部位可能会持续肿胀一段时间。同时，肩关节镜手术由于有特殊体位要求，也存在相应的并发症风险。在沙滩椅位下进行肩关节镜手术，如时间过长可能导致脑血流灌注不足，因此发生急性脑梗死。在侧卧位下进行肩关节镜手术，如牵引不当可能造成神经或肌肉损伤。

14 肩关节镜手术常用的组织固定及修复材料包括哪些？

随着肩关节镜手术的普及，各种专门的组织修复及固定材料被发明出来，与关节镜器械一同构成了这项技术不可缺少的一部分。目前肩关节镜手术中常用的组织固定与修复材料包括：

（1）带线锚钉：即尾部带有可用于缝合组织的缝线的螺钉，

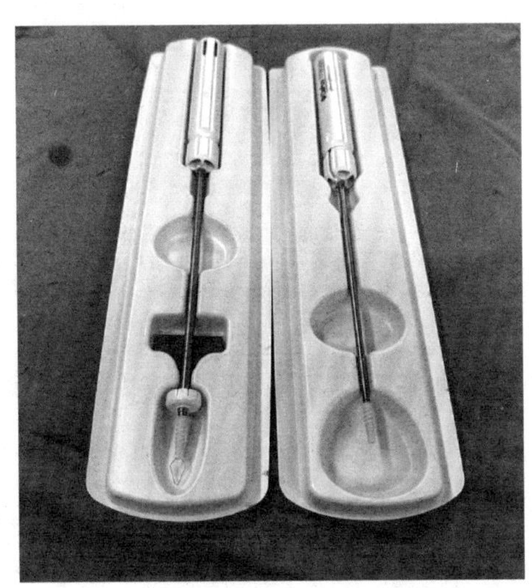

外排钉（左侧）和内排钉（右侧）

锚钉即金属手柄前端（图中靠下方）的白色锥状物。内排钉所带缝线被收拢在金属杆内，此图中未显示。外排钉不带缝线，但有预穿的金属线圈以便将外来缝线引入其内腔中

肩关节镜手术常用的带线锚钉有时也简称为“内排钉”,因多作为肩袖修复时线桥式双排缝合的内排锚钉而得名。缝线用于穿过软组织,螺钉的主要作用是为缝线在骨组织上提供附着点,即起到锚定作用,故称为锚钉。

(2) 界面螺钉:作用是将外来缝线挤压在自身与骨组织之间从而固定缝线。用于肩关节的界面螺钉通常又称为“免打结锚钉”或“外排钉”,以区别于通过打结而固定组织的带线锚钉。

(3) 带袢钢板:常用的长度为10～12毫米、宽度为2～3毫米,是带有线圈的金属板。所谓的袢是高强度线制成的闭合线圈,并且线圈大小一般可以调节。带袢钢板通常用在骨性隧道的出口处,借助骨性隧道将入口处的组织固定。

(4) 纽扣钢板:多为圆形或正方形的金属板,直径或边长为15～20毫米,因中部有成对的孔、形似纽扣而得名。纽扣钢板通常也用在骨性隧道的出口处,在穿过骨性隧道的缝线末端形成阻挡,防止缝线回缩入骨性隧道,其使用目的也是借助骨性隧道将入口处的组织固定。纽扣钢板与带袢钢板的主要区别在于前者不带线圈及缝线,中部的孔用于穿过外来缝线。

(5) 自体或异体软组织修复材料:前者通常是从自身特定部位取下的肌腱或筋膜;后者是来自人体组织库、由他人捐献的肌腱或筋膜,用于替代损伤严重的软组织或填补软组织缺损。

(6) 合成软组织修复材料:常用的有补片和人工韧带。前者是高分子材料制成的片状物，后者是同样材料制成的绳索状或带状物，可用带针缝线穿过。前者常用于填补软组织缺损，后者常用于使两种不同的组织互相接触并达到固定目的。

15 体内有组织固定材料是否可以做 MRI 检查？

目前大部分肩关节镜手术使用的组织固定硬质材料都是可吸收高分子材料或钛合金，对 MRI 检查没有影响。如果使用了软质材料如人工韧带、补片、异体组织等，一般也是可以进行 MRI 检查的。可吸收材料制品一般在植入后 2～4 年被吸收，不需要再次手术取出，但完全吸收较为少见，大部分在术后 4 年的 MRI 图像上仍能见到少量残留。

16 肩关节组织修复常用的自体或异体软组织包括哪些？

经常用于软组织修复的自体软组织是取下后对日常生活动作无明显影响的肌腱，常用肌腱包括大腿内侧的半腱肌腱、股薄肌腱，大腿外侧的髂胫束，小腿外侧的腓骨长肌腱，小腿后方的跖肌腱及前臂掌侧的掌长肌腱等。最常见的异体软组织一般是跟腱、胫骨前肌、髂胫束或硬脑膜。

17 组织修复使用自体或异体软组织各有什么优势？

使用自体软组织的最大优势是安全，避免了排斥反应及随之而来的二次手术风险；其次是经济上的优势，因为使用自身软组织不需要额外费用。但取自体软组织通常需要另做皮肤切口，切取过程可能造成一定损伤，切取组织后虽然日常生活不受影响，但运动需求高的人群可能感到在做特定动作时肌力和关节稳定性下降，影响其运动成绩或体验。使用异体软组织避免了切取自体软组织的损伤和可能引发的运动功能受损，而且节省手术时间，但价格较高。另外，异体软组织可能会引起术后排斥反应，虽然概率很低，但一旦发生基本都伴有不能忽视的症状，大多数人需要二次手术以取出异体软组织并重新用自体软组织修复。

18 肩关节镜手术使用的组织固定材料术后是否需要取出？

由于大部分固定材料可吸收，不可吸收材料如带袢钢板等普遍体积很小，产生组织激惹、引发不适症状的可能性很低，加之不影响术后的 MRI 检查，一般不建议取出。如果固定材料明确引起了疼痛及肩关节活动受限等症状，或由于各种原因已出现松动、失效、移位等情形，可以考虑二次手术取出。

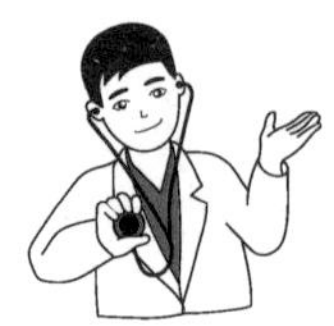

第三篇 肩关节疾病的保守治疗

19 什么是保守治疗？

保守治疗是与手术治疗相对的概念，理论上，就肢体局部疾病而言，除了手术治疗外的所有治疗都可以称作保守治疗。需要注意的是，就四肢的局部病变来说，保守治疗的本质和其字面上传达的信息有一定的偏差。与心脏、腹腔内脏器和头部等重要器官的手术比较而言，四肢疾病手术治疗本身风险相对低，保守治疗的保守性（在许多语境下和安全、稳定、温和有类似的意思）不是体现在其对生命安全的保护上，而是体现在对人体组织自行修复能力的信心及对手术相关创伤的谨慎权衡上。浅显地说，四肢局部疾病保守治疗的本质是提供正确的外在帮助，如减轻力学负荷、缓解炎症反应、引入有修复作用的药物等，在避免损伤继续发展的同时，促进损伤的组织发生一定程度上的自我修复，达到减轻病变程度从而缓解症状的目的。归根到底，这种修复要依赖组织内的细胞自己完成。经过保守治疗后，如果损伤减轻，主要归功于组织的自我修复，其次才是治疗手段。如果病变过于严重，损伤组织失去了自我修复的可能，或者可以预见自我修复的结果不足以改善症状，此时如具备手术治疗的条件就应采用手术治疗，这种情形下仍然坚持保守治疗，保守治疗就失去了其实质性意义。

常用的保守治疗方法包括哪些？

保守治疗大致可以分为两大类：一是有促进损伤修复功能的治疗；二是缓解症状的治疗。一般而言，促修复治疗或多或少兼有缓解症状的作用，但缓解程度可能不够迅速而直接，但缓解症状治疗的促修复作用往往微乎其微，以致可以忽略。

肩关节疾病的保守治疗中，有促修复作用的治疗包括局部制动、物理治疗、康复锻炼和富血小板血浆（PRP）注射治疗等。而缓解症状的治疗包括外用或口服非甾体抗炎药、局部封闭治疗及一些中医治疗（针灸、推拿等）。一些中医机构开展的“小针刀”治疗实质上是一种小型手术，不应计入保守治疗的范畴。

什么情况下可以选择保守治疗？

规范的保守治疗一般用于两种情况：一是病变不严重，病程不长，根据病变类型、症状及影像学表现，预估损伤存在自我修复的可能；二是组织病变虽然严重，但患者存在手术禁忌，不得不采取保守治疗。具备手术指征、无手术禁忌，由于其他原因（如经济条件或对手术治疗的顾忌或恐惧等）而要求采用保守治疗的情况，严格而言不属于适用保守治疗的情形。

22 “消炎药”是什么？

在我国，医疗文书、药物说明书中的“消炎药”和大家日常口头对话中的“消炎药”指代的药物并不一样，但这两种药物常常被混淆以致引发许多误解。

前者所指“消炎”对应英文中的“anti-inflammation”，意为对抗（缓解、减轻）无菌性炎症。无菌性炎症的本质是组织损伤引发人体自身免疫反应，生成炎症因子，造成进一步的组织损伤，因此这类药物的根本作用机制是减少炎症因子的生成。由于炎症因子主要引起肿胀、疼痛和发热等症状，这类药物多数都有明显而直接的镇痛、消肿和退热作用，但它们只能防止组织损伤的进一步发展，不能使损伤愈合。这类药物又可分为两大类：一类是非甾体抗炎药，英文缩写为 NSAIDs（non-steroid anti-inflammation drugs），即大家熟知的布洛芬、依托考昔、塞来昔布、吲哚美辛、双氯芬酸钠、美洛昔康等药物；另一类是甾体抗炎药，确切地说是糖皮质激素类药物，常见药物有氢化可的松、泼尼松、地塞米松、倍他米松等，糖皮质激素有抑制免疫反应的作用，因此也具有抗炎和退热作用，如果使用得当，对缓解症状很有帮助，并不会引起大家担心的激素滥用的后果。

而日常生活中大家说的“消炎药”通常指抗生素、抗真菌药、抗病毒药等，即青霉素、红霉素、酮康唑、阿昔洛韦等。严格来说，它们应该被称作“抗感染药”。由于现代汉语口语较为灵活和随意，日常生活中用消炎药指代抗感染药已有多年历史，改变大众用词习惯的难度很大，因此这一用法作为口语中的非正式称谓被沿用至今。使用抗感染药的目的是抑制或杀灭引起感染的病原体，使用前提是已经明确人体内存在细菌、真菌或病毒感染，抗感染药的作用机制是通过抑制或杀灭病原体，消除感染从而减少炎症因子，炎症因子引起的发热、疼痛及肢体肿胀等症状随之得到缓解。抗感染药同样不能使组织损伤直接愈合，其遏制组织损伤恶化的作用是通过消除感染间接达到的。可见，如果并没有感染却使用这类药物，是达不到缓解症状、治疗疾病的目的的。

23 滑膜炎、肌腱炎、腱鞘炎需要“消炎”吗？

滑膜炎、肌腱炎、腱鞘炎等都是典型的无菌性炎症反应导致组织损伤、引起症状的过程，使用非甾体抗炎药或局部应用小剂量甾体抗炎药“消炎”，可以达到控制无菌性炎症反应、减轻组织损伤、缓解症状的目的。这类无菌性炎症一般不会继发感染，除非局部存在皮肤伤口或身体其他部位已有感染灶。倘若并没有明确的继发感染证据，如局部有脓性渗出等，对这类疾病使用抗感染药“消炎”是没有意义的。

24 什么情况下可以打“封闭针”？

“封闭针”的正式名称为局部封闭治疗，其本质是在病变局部注射药物以缓解组织的无菌性炎症和炎症导致的症状（主要是疼痛及由疼痛引发的关节活动受限）。局部封闭治疗使用的药物一般包括一种局部麻醉药物和一种糖皮质激素类药物，前者用于快速止痛，后者用于抗炎。有些特殊的局部封闭治疗仅注射局部麻醉药物，而有些局部封闭治疗除使用以上两种药物外，还会加用透明质酸，以起到减少摩擦、保护关节面软骨的作用。非甾体抗炎药不能局部注射，故不作为局部封闭治疗的可选药物。从药物选择及治疗方式可以看出，局部封闭治疗的重点在于快速缓解疼痛和减轻无菌性炎症，糖皮质激素由于具备抗炎功能而起到一定的防止组织损伤继续发展的效果。但不论使用什么药物进行局部封闭治疗，都几乎对已存在的组织损伤没有主动修复作用。

局部封闭治疗最常用于需要快速缓解疼痛的情况，如组织损伤严重、疼痛症状明显，但患者无法接受手术（如心肺功能较差或近期有新发的脑梗死、心肌梗死等），或职业运动员、体力劳动者等，面临十分紧迫的比赛或工作任务，需要尽快缓解症状以应急。对于病程不长、影像学检查显示组织损伤不严重的患者，如果认为症状影响日常生活也可考虑局部封闭治疗，但治疗后必须辅以制动、康复锻炼或物理治疗等措施，否则患者常常在症状缓解后自认为病情已好转，日常生活中并未降低患肢活动强度甚至加大患肢活动强度，导致损伤不仅不缓解反而有加重的趋势。另有一种特殊的局部封闭治疗——诊断性治疗，适用于在采集病史、体检和影像学检查后发现了不止一个可能导致疼痛症状的病因时，如果此时对其中一个部位进行局部封闭治疗后，患者感到疼痛明显缓解，则可以反推该部位的病变就是疼痛原因，也即该部位病变是需要治疗的主要病变。诊断性治疗是为了尽量保证结果准确性，一般只注射局部麻醉药物。对于组织损伤严重、手术指征明确且不存在手术禁忌证的患者，应尽量手术治疗，解决根本问题，而非盲目采用局部封闭治疗。

25 为什么“封闭针”不能一直打？

对于病变严重但需要缓解症状、恢复肢体功能以便完成紧急任务的运动员、体力劳动者，在任务完成后，就应该接受手术治疗，以尽可能全面、充分地恢复患肢功能，解除日后比赛和工作的后顾之忧。对接受诊断性治疗的患者，随着诊断明确、目的达到，局部封闭治疗自然就应停止，转为针对病因的治疗。对手术指征明确但存在手术禁忌证的患者，局部封闭治疗不能长久进行，主要是因为糖皮质激素使用时间过长对局部组织的代谢活动和组织质量都有负面影响。对病变不严重、暂时采用保守治疗的患者，如反复局部封闭治疗后，症状仍然存在或患者仍有继续治疗的需求，说明保守治疗效果欠佳，此时应重新评估病情和现行治疗的合理性，调整治疗方案，否则可能延误病情。另外，与存在手术禁忌证的患者类似，糖皮质激素长期使用后的并发症风险也是局部封闭治疗持续时间不应过长的原因。局部封闭治疗本身是有效且合理的治疗手段，其应用的关键在于及时根据疗效和病情变化做出调整，既不应机械地重复，也无须谈“封闭”而色变。

26 什么是富血小板血浆注射治疗?

富血小板血浆(PRP)是一种自体血液制品，通过采集全血离心并分离后得到，主要含有血小板及其激活后分泌的多种生长因子。可通过注射于各种组织损伤处，使组织产生修复反应，促进损伤组织的自我愈合，也有一定的抗炎作用。通过促愈合和抗炎，还能产生缓解疼痛症状的效果。PRP注射治疗是保守治疗手段中为数不多的对病变有修复作用的方法之一，对病程不长、较为年轻的患者疗效较好。

27 康复锻炼的目的是什么?

肩关节的康复锻炼大致可依据目的分为四种类型。

（1）局部制动状态下邻近关节和肌肉的锻炼，以防止这些关节因制动而僵硬，肌肉因失用而萎缩。

（2）制动措施去除后，逐渐恢复先前制动结构功能的锻炼，如肩关节初次脱位后将关节内旋位制动 6 周，随后循序渐进地恢复肩关节的正常活动，避免对正在愈合的结构再次造成损伤。

（3）针对以关节活动受限为主要表现的疾病的锻炼，如冻结肩，以恢复关节正常活动范围为目标。

（4）增强周围肌群功能的锻炼，以弥补损伤后功能受损结构的功能，如肩峰撞击综合征的康复锻炼强调增强肩胛下肌、小圆肌等肩袖肌群及三角肌和肩胛带肌的力量，以补偿冈上肌的肌力并稳定肩胛骨位置。但在进行这类锻炼时，患者常难以耐受疼痛，依从性欠佳，并且不少损伤导致的功能障碍并没有相匹配的肌群可以弥补，因此较难达到理论效果。

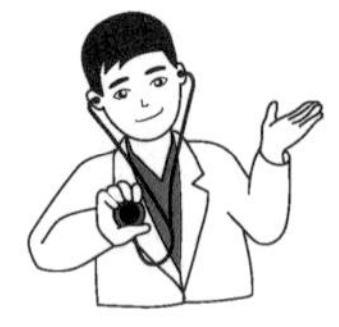

第四篇 肩关节相关疾病

28 什么是冻结肩？

冻结肩是医生喜欢使用的简称，常指原发性冻结肩，这种疾病的标准医学名称为原发性粘连性肩关节囊炎，而生活中大家更常用的说法是“肩周炎”“五十肩”。以上形形色色的称呼，从不同角度反映了这个疾病的部分特征。

经典意义上的冻结肩指的是一种目前找不出明确病因的、自发出现的肩关节疾病，其本质是盂肱关节囊及关节滑膜的无菌性炎症使关节囊增厚，顺应性降低，容积减小，并与周围组织发生粘连，从而对肩关节活动构成机械性限制。冻结肩症状以明显的、进行性加重的关节活动受限和疼痛为主，常有夜间痛，因此影响睡眠。影像学检查可以发现关节囊增厚、挛缩等表现，但找不到明确的器质性损伤。虽然冻结肩的症状不经过治疗可以自行缓解，但耗时很长，且症状对日常生活和睡眠影响都很大，许多患者因为无法耐受而选择了接受治疗。

需要注意的是，肩关节出现上述症状不能一概归结为冻结肩。一旦发生肩痛等症状，建议及时到医疗机构就诊，接受规范的影像学检查，如发现同时存在明确的肩关节骨性结构或软组织损伤，需要尽早治疗。

29 冻结肩如何诊断?

冻结肩的典型症状是肩关节疼痛和肩关节各个方向的活动受限。许多患者感觉夜间疼痛明显，有不少人被痛醒。相当一部分人白天不活动时也可以感到疼痛，试图大范围活动肩关节时则感到疼痛加重。和其他肩关节疾病引起的活动受限不同，冻结肩的活动受限表现为主动活动及被动活动均显著受限，即使去除了患者因疼痛不敢活动这一主观因素的影响(如在麻醉状态下，或在关节内注射局部麻醉药物后)，肩关节活动受限现象仍然存在。典型的冻结肩病程可分为疼痛期、僵硬期和解冻期等，全部经历一遍需要 1～3 年。一些冻结肩患者的症状表现出典型的上述阶段性变化，但很多人感受到的症状分期并不显著。

冻结肩好发于 50 岁左右的人群，因此在我国也被称为“五十肩”。总体而言，女性冻结肩发病率高于男性，2 型糖尿病患者发病率更高，而且许多糖尿病患者双侧肩关节先后发病，各种冻结肩治疗手段对糖尿病患者的疗效也劣于非糖尿病患者。

根据明显的、各个方向的肩关节活动受限和显著的肩关节疼痛等症状可以做出初步诊断。如有 2 型糖尿病、对侧肩曾出

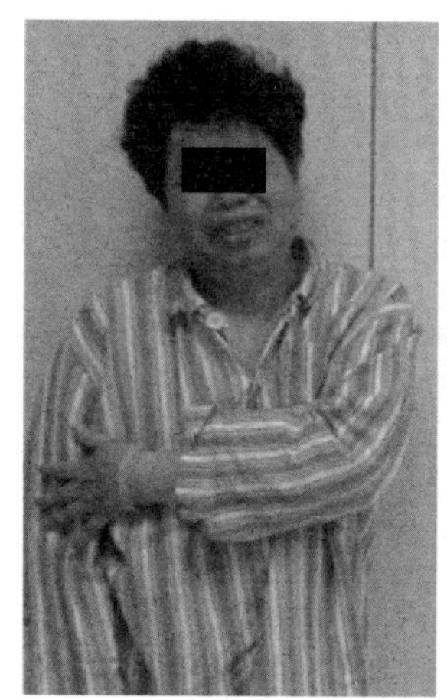
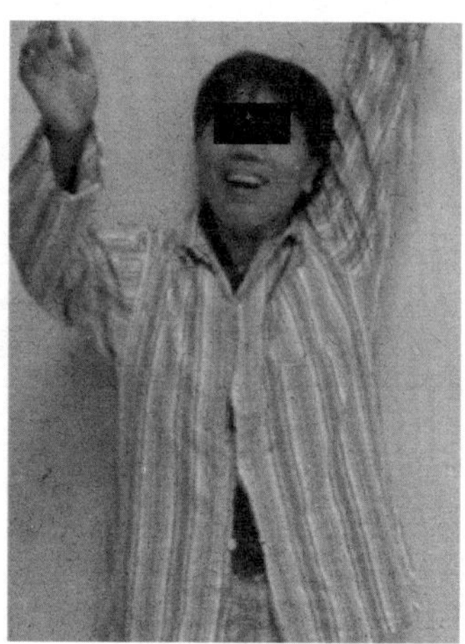

冻结肩的典型症状

左图：患者主诉患肩剧烈疼痛，活动时明显，可放射到上臂；右图：主动前屈上举活动受限

现类似症状等情况，可有助于冻结肩的诊断。但做出原发性冻结肩诊断前，首先要对肩关节进行影像学检查，排除由器质性病变导致继发性肩关节僵硬的可能，后者的诊疗方案与冻结肩是不同的。

30 冻结肩的治疗方法有哪些？

如前文所述，冻结肩的症状经过一段时间后可以自行缓解，但由于自行缓解所需时间较为漫长，并且疼痛症状对日常生活的影响很大，许多患者会选择在自行缓解前到医院接受治疗，以期尽可能地恢复正常生活。冻结肩的治疗方法繁多，但开始治疗前最重要的是要明确诊断，排除同时存在显著肩关节器质性病变的可能。

最基础的治疗方法包括局部外用或口服止痛药物、进行物理治疗及在专业指导下进行康复锻炼。止痛药物的效果在不同个体间差异很大，如果止痛效果不好，患者很难保质保量地完成康复锻炼。因此大多数冻结肩患者会选择关节腔局部封闭注射治疗。可供关节腔注射的药物有很多种，但一般用药方案里都包括小剂量激素，可以有效地缓解关节囊的无菌性炎症反应。一些有条件的医疗机构也会开展超声引导下的关节囊药物注射扩张或麻醉下肩关节手法松解，但这类医疗机构不多。最有效和直接的治疗是肩关节镜下关节囊松解手术，适用于症状明显且对其他治疗反应都不佳的患者，或不愿意继续忍受疼痛、希望能快速缓解症状的患者。传统观念认为，在冻结肩发病早期（即疼痛期）不能贸然采取手术干预，因为手术操作作为一种创伤可能激化关节囊组织的炎症反应。但近几年的研究表明，肩关节镜下关节囊松解手术造成的组织创伤有限，镜下松解并不会加重炎症反应，因此不再建议单纯为了避开这一阶段而推迟松解手术。

31 什么是继发性肩关节僵硬?

继发性肩关节僵硬是一个较为专业的医学名词，很少出现在大家的日常对话里。概括而言，即在肩关节疾病的基础上发生

(类似)冻结肩的症状。它指的是经影像学检查发现且明确诊断为某种肩关节器质性病变(如骨折、肌腱损伤等)或由于某些原因导致肩关节活动减少(如上肢瘫痪或骨折后保护性制动)的患者表现出肩关节活动受限。由于肩关节器质性病变自身可以导致疼痛,此处的定义中不强调疼痛而是更侧重于肩关节活动受限。这种肩关节活动受限和冻结肩一样是由组织粘连、关节囊增厚引发,因此同样表现为肩关节主动和被动活动均受限。

32 继发性肩关节僵硬如何诊断?

和冻结肩类似,可表现出肩关节疼痛及活动受限,并且主动、被动活动均受限,疼痛不如冻结肩强烈,患者对活动受限的关注往往超过疼痛。症状往往和肩关节疾病自身导致的疼痛和肩关节活动受限混在一起。

影像学检查是必不可少的。由于继发性肩关节僵硬形成需要时间,这个诊断的前提是肩关节病变已经存在一定时间。比如,3 天前刚发生肩关节骨折的患者,其疼痛和活动受限基本可以认定为是骨折引起的,不存在继发性肩关节僵硬。该患者接受手术治疗后 3 天,疼痛和活动受限也可以认为是手术创伤引发的,同样不存在继发性肩关节僵硬。但如果手术后 2 个月,患者仍感到肩关节疼痛,伴有较明显的肩关节活动受限,就可以考虑继发性肩关节僵硬的诊断。再比如,一位患者的肩关节疼痛和活动受限时长已达 3 个月，经过 MRI 检查发现巨大肩袖撕裂，此时较合理的诊断是将肩袖撕裂作为原发性的肩关节疾病，而活动受限判断为继发性肩关节僵硬导致。但如果一个同样主诉的患者，经 MRI 检查未见到明显的肩袖撕裂和其他肩关节病变，患者还患有 2 型糖尿病，此时就应首先考虑原发性冻结肩的诊断。实际临床工作中更常见的情况是各种不典型的表现混在一起，导致无法做出明确的诊断，此时要调整策略，优先解决已发现的明确问题而不是确定诊断，以缓解症状为目标决定治疗措施。

33 继发性肩关节僵硬的治疗方法有哪些?

继发性肩关节僵硬治疗的首要任务是妥善处理导致肩关节僵硬的肩关节疾病，如骨折、肌腱损伤、软骨损伤等，也即从根本上排除炎症反应的原因。如果病因已经去除(如撕裂的肌腱已经通过手术修补完整，手术后的保护性制动措施已经去除)或无法去除(如外周神经损伤经过治疗后，肌力和关节活动度恢复欠佳，但目前的技术手段无法再提供进一步的有效治疗)，则可采用针对冻结肩的治疗方法，如局部外用或口服止痛药物、康复锻炼、手法松解或手术松解等。值得注意的是，继发性肩关节僵硬形成后，由于大多数患者肩关节活动受限程度不重，并不需要其他特殊治疗。较为严重的继发性肩关节僵硬虽然发生概率不高，但由于各种原因往往无法通过康复锻炼等措施缓解，经常需要手术干预。

34 冻结肩和继发性肩关节僵硬的主要区别是什么?

回溯继发性肩关节僵硬患者出现肩关节活动受限前的过程，一般能找到明确的病因。继发性肩关节僵硬的组织炎症反应是由明确原因引发而非自发的，其剧烈程度普遍弱于冻结肩中的炎症反应，因此患者肩关节活动受限的程度比冻结肩轻。因为继发性肩关节僵硬的病程常常和原始肩关节疾病的发展过程重叠，继发性肩关节僵硬较难观察到和冻结肩类似的症状分期，一般也不认为它有自行愈合的可能。

35 什么是肩袖损伤?

肩袖是肩胛带肌中冈上肌、冈下肌、小圆肌和肩胛下肌的总称。这 4 块肩胛带肌的肌肉部分都附着于肩胛骨，从前方、上方及后方越过盂肱关节，包绕肱骨头，最终依靠肌腱连接于肱骨近端的大结节和小结节两个骨性突起上。肩袖肌群能在上臂活动时稳定肱骨头，在肩关节活动中发挥着重要的杠杆作用。

需要注意的是，当提到“肩袖损伤”时，大多数指肩袖肌腱而非肌肉的损伤。由于肩袖肌腱的形态学和运动学特征，肌腱损伤的发生率比肌肉高得多。另外，如无特别说明，肩袖损伤一般是指冈上肌腱损伤，有时候合并冈下肌和肩胛下肌的肌腱损伤，但后两者单独发生的概率显著低于冈上肌腱损伤的概率，而小圆肌腱几乎不可能发生单独损伤。最后，肩袖损伤并不像其他肌腱（如手部肌腱）一样常发生在肌腱内部，在绝大多数病例中，肩袖损伤通常发生在肌腱与骨的结合部位，医学上称为肌腱止点或腱骨止点，通俗说法即“接头”。所谓损伤，一般是指肌腱从骨组织的附着处撕脱，形成一个或大或小的断端。因此，如果精确地表达，大多数时候，肩袖损伤指的其实是冈上肌腱在腱骨连接处发生撕裂。

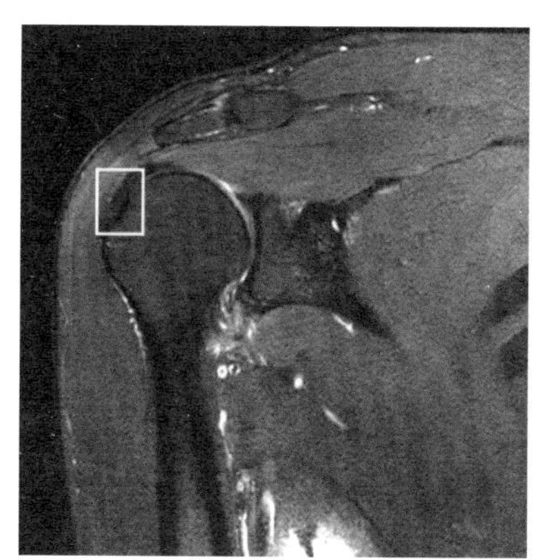

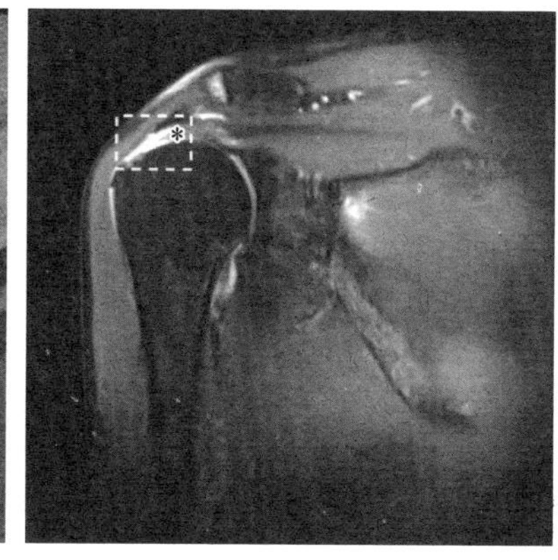

肩关节 MRI 斜冠状面图像

大致正常的肩袖腱骨止点（左图，实线框内）及肩袖撕裂（右图，虚线框内；* 所在处为回缩的肌腱断端）

36 为什么肩袖容易出现损伤？

肩袖在肩关节受到外伤（如强力碰撞、大幅度扭转等常见的受伤机制）时出现损伤，但在中老年人群或年轻但从事较高强度上肢劳动的人群里，肩袖可以在没有明确外伤史的情况下发生损伤。根本原因目前尚无定论，但相关研究普遍认可的结论是，肩关节的灵活性和人类在生活中对上肢动作的依赖使肩关节承受了较高的应力，容易导致慢性损伤的积累，而肩袖肌腱恰好属于一种先天血液供应不丰富、自我修复能力欠佳的组织，不易从慢性损伤中恢复。内因和外因的双重作用，决定了肩袖易发生损伤这一特性。另外，经典的机械性撞击理论认为，当上肢做“过顶”动作，即举到接近或超过头顶的位置时，肩袖和上方的肩峰（骨性结构）容易直接接触，当肩峰由于各种原因出现骨质增生且这种直接接触反复发生时，有对肩袖组织造成损伤的可能，也即所谓肩峰撞击综合征，是导致肩袖损伤的常见和主要原因之一。这一理论虽然近年来受到了一些质疑，但总体上仍被大多数医生认可。

37 肩袖损伤如何诊断？

肩袖损伤的常见症状有肩关节疼痛、主动活动受限等，也可有上肢肌力减退、夜间疼痛、肩关节被动活动受限等表现。肩袖损伤较难获得及时的诊断、治疗的重要原因是其症状缺乏特异性，即肩袖损伤引起的症状也可由其他肩关节疾病引起，同时肩袖损伤好发于中老年人群，这类人群的肩袖损伤经常和肩锁关节骨关节炎、肩关节盂唇退行性改变、冻结肩、肩关节钙化性肌腱炎、颈椎病等导致肩部症状的疾病合并存在，症状也混合体现。

肩袖损伤的症状缺乏特异性，单纯从症状考虑，除非有极为特殊的情况，否则很难确诊或完全排除肩袖损伤。但依据症状和医生的体格检查，可以初步判断是否有肩袖损伤的可能，并判定后续需要进行哪些检查以便确诊或排除诊断。肩袖损伤的确诊大多需依靠影像学检查。首选 MRI 检查，超声在有专业超声设备及检查医生的前提下也是很好的选择。在某些特殊情况下，CT 和 X 线检查也可以提供有用信息协助诊断，但很难据此确诊。值得一提的是，肩关节镜虽然更多时候被当作手术治疗的一种方式，但它其实是肩袖损伤最直接、最准确的诊断方法，对有 MRI 检查禁忌的人群尤其如此。肩关节镜不仅可以明确是否存在肩袖损伤，就损伤范围、尺寸、厚度及受累肌腱组织质量等问题都能提供最终结论，还可以同时观察肩关节内是否合并存在除肩袖损伤外的其他病变。

38 肩袖损伤的治疗方法有哪些？

除去一些特殊情况（后文将陆续提及），肩袖损伤患者在确诊后一般都可以首先尝试保守治疗，包括减少上肢过顶及负重活动、口服或局部外用非甾体抗炎药、物理治疗、康复锻炼以增强周围肌群肌力等，关节腔或肩峰下间隙局部封闭注射也是有效的方法，在缓解症状方面可能优于其他手段。一般而言，经过3个月的保守治疗，症状未能得到完全缓解或影像学检查发现损伤有明显进展，就应及时手术治疗。撕裂后的肩袖会继发断端回缩、肌肉脂肪浸润或萎缩等改变，保守治疗不能无限制地进行下去，继发改变到了一定程度后，肩袖损伤就无法再进行手术修补，或即使进行了手术修补也难以取得较明显的效果，或组织质量欠佳导致手术修补后短期内撕裂复发等。

特殊情况包括明确外伤所致肩袖损伤，确诊时已见到撕裂较大、肌腱断端回缩明显、肌肉已有萎缩或明显脂肪浸润等特点的肩袖损伤，或患者已出现较严重的上肢活动障碍，这些情况需要尽快手术治疗。

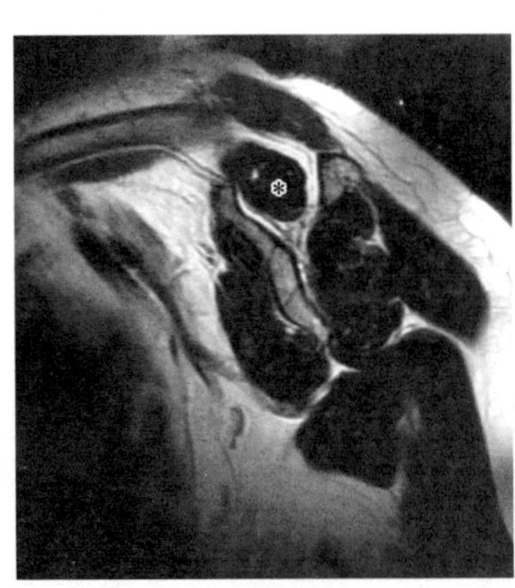

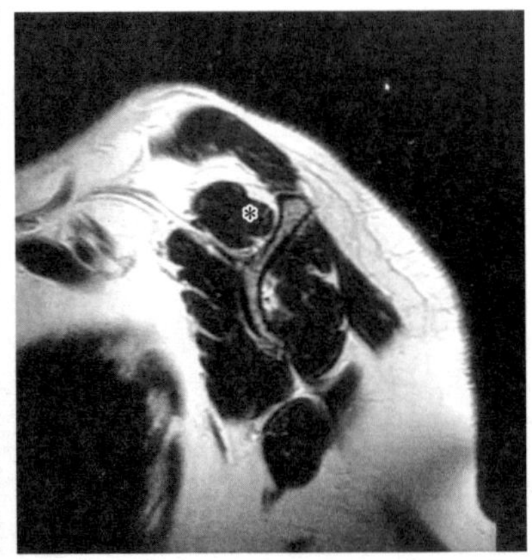

肩袖撕裂2例

MRI斜矢状面 T_2 加权相上分别显示基本正常的冈上肌肌肉（左图，* 所在的黑色部分）和1级脂肪浸润并伴有肌肉萎缩（右图，* 所在的黑色部分）。肌肉上方白色部分及肌肉内部的白色条纹为脂肪

39 肩袖损伤的预后如何?

预后指的是治疗后疾病的发展趋向和结局。及时治疗后,大多数肩袖损伤患者的疼痛及肩关节活动受限能够得到缓解,如果没有发生新的外伤或慢性损伤不继续积累,肩关节功能可以维持较长时间(一般2~3年)的稳定。但撕裂越大、治疗越晚的病例,治疗效果越不肯定,治疗后可能获得的症状缓解时间越短,是较为明确的事实。

40 什么是巨大肩袖撕裂?

巨大肩袖撕裂这一概念被提出主要是因为它和普通(非巨大)肩袖撕裂的治疗方法有较大不同。目前医学界对巨大肩袖撕裂存在几种定义:有些人主张巨大肩袖撕裂应指撕裂前后径超过5厘米,另一些人认为撕裂累及四根肩袖肌腱中的两根或以上可以定义为巨大肩袖撕裂,还有些人将撕裂断端回缩至关节盂定义为巨大肩袖撕裂。以上定义的不同主要体现在对该疾病特征的描述角度上,但其根本依据是一致的,其目的也是殊途同归。简单而言,可以把巨大肩袖撕裂简单理解为病变较严重、治疗较难、治疗效果相对较差的肩袖损伤。治疗的困难程度并不仅限于"巨大"这个词字面上反映出的对撕裂大小的强调。巨大肩袖撕裂可能由较为严重的单次外伤造成(如中老年人发生肩关节前脱位),也有可能是非巨大肩袖撕裂未得到及时、合理的治疗因而病变进展的结果。

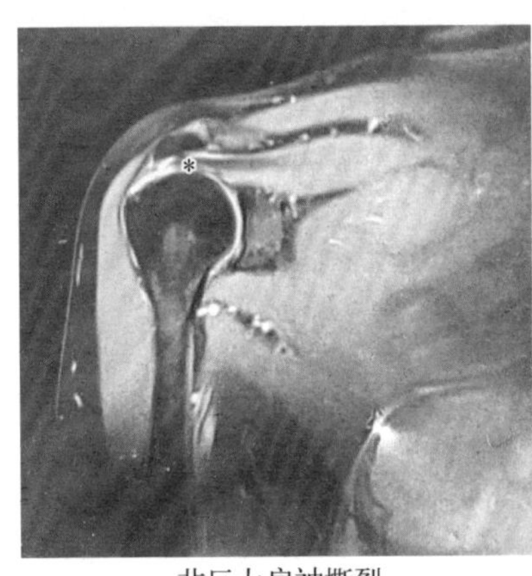

非巨大肩袖撕裂

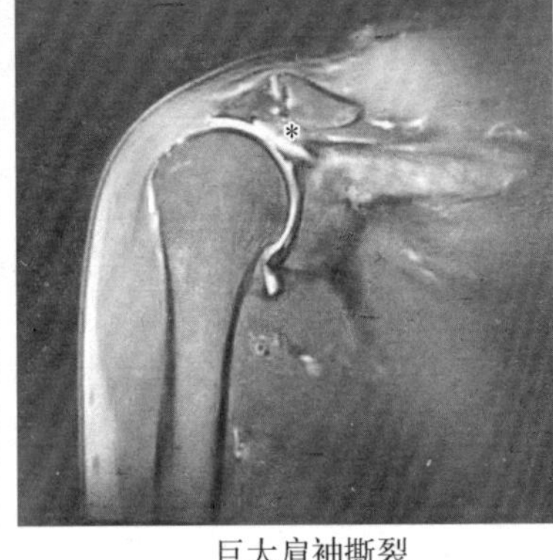

巨大肩袖撕裂

MRI斜冠状面图像

图中*所在处为撕裂肌腱的断端。左图肌腱断端仍位于肱骨头上方,右图肌腱断端回缩至关节盂,肱骨头上方无肌腱覆盖

41 巨大肩袖撕裂如何诊断?

和非巨大肩袖撕裂类似,巨大肩袖撕裂常常导致肩关节疼痛、肩关节主动活动受限等症状。但和前者不同的是,可能是由于肩袖撕裂长期存在,一部分巨大肩袖撕裂患者感受到的疼痛并不剧烈,肩袖撕裂引发的直接炎症反应已经不是引起疼痛的最主要原因。但疼痛的不明显导致的直接后果是不能引起患者对疾病的足够重视,往往延误就诊。与此同时,巨大肩袖撕裂患者较

常见而非巨大肩袖撕裂患者不常见的一个症状是患侧上肢的肌力减退，在疼痛并不剧烈的情况下，患者可感受到较明显的患侧上肢无力，并能清楚地感受到患侧上肢无法完成某些动作是无力而非疼痛导致。

和其他肩袖损伤一样，依据症状和医生的体格检查，可以初步做出巨大肩袖撕裂的诊断，但确诊需要影像学检查，有时候需要肩关节镜检查最终确认。影像学检查除能够提供撕裂大小方面的信息外，还可以显示肩袖肌肉是否存在明显的继发改变如肌肉萎缩、脂肪浸润等，对选择治疗方法及判断预后至关重要。通过影像学检查还可以观察肱骨头肩峰间距，这也是选择治疗方法的重要依据之一。明显缩小的肱骨头肩峰间距提示肩袖组织已经丧失对肱骨头的稳定作用，随之而来的是肱骨头明显上移，导致显著的肩峰撞击，引起肩关节活动时疼痛，同时长期存在的不正常的盂肱关节对位导致不可逆的关节软骨损伤，这些都提示治疗的目标可能必须从解剖结构恢复转变为功能重建及症状缓解。

42 巨大肩袖撕裂的治疗方法有哪些？

巨大肩袖撕裂的治疗方法可大致分为解剖结构恢复、功能重建及症状缓解三类，其中前两类都属于手术治疗，后一类包括手术和保守治疗。解剖结构恢复指通过各种手术技术修复肩袖撕裂,恢复肩袖腱骨止点的连续性,也即用于治疗非巨大肩袖撕裂的方法。理论上,只要还有恢复正常解剖结构的可能,就应把它作为首选的治疗目标,因为恢复正常解剖结构是关节功能恢复最可靠的保证。在撕裂肌腱断端回缩显著的情况下,借助补片(异体组织或合成材料均可)桥接断端和骨组织,也属于恢复解剖结构的手段。但如果解剖结构恢复已完全不可能,撕裂肌腱断端通过各种手术技术都无法和骨组织形成稳固的连接,则应视具体功能状况,选择重建缺失的肩关节功能的手术。这一类手术有很多,包括邻近肌腱转位术、肩峰下球囊植入术、反式全肩关节置换术等,其本质都是在未能恢复正常解剖结构的情况下,通过巧妙的设计,为失去功能的肩袖组织构建力学意义上(而非解剖学意义上)的替代物。症状缓解治疗中的手术治疗适用于疼痛来源于肱二头肌长头腱的情况(并不少见),此时只需简单做肱二头肌长头腱切断或固定手术就能达到目的,虽然肩袖撕裂的状况没有任何改善,但不少这类患者由于肩关节的力偶平衡尚存,其主要治疗诉求即为缓解疼痛。症状缓解治疗中的保守治疗适用于上述治疗都不可行的情况,如患者有手术禁忌证或出于各种原因(经济条件、对手术的畏惧等)不愿接受手术治疗。保守治疗的方法与非巨大肩袖撕裂的保守治疗选择类似,包括减少上肢活动、口服或局部外用非甾体抗炎药、物理治疗、康复锻炼、局部封闭治疗等。

43 巨大肩袖撕裂的预后如何?

许多临床研究已经表明,通过手术恢复正常解剖结构后,患者在很大程度上能获得肩关节功能和疼痛方面的改善,但巨大肩袖撕裂手术后的复发率明显高于非巨大肩袖撕裂是一个不争的事实。如果接受功能重建手术,患者可以恢复肩关节的部分活动功能,恢复效果与术前病情、接受的具体手术类型有关,不同个体间有差别。但如果仅采用保守治疗,巨大肩袖撕裂最终可能会发展为肩关节假性瘫痪和骨关节炎。

44 非巨大肩袖撕裂和巨大肩袖撕裂的区别是什么?

两者的主要区别并不局限于病变严重程度(撕裂大小),还体现在治疗方法、预后等多个方面。如前文所述,巨大肩袖撕裂的病变程度更严重、治疗难度更大且治疗效果相对较差,其根本原因是巨大肩袖撕裂的病变范围往往已经不局限于肩袖肌腱,还影响到了肌肉和周围其他组织。当病变范围扩大的时候,治疗难度往往上升,而治疗效果由于受到多种因素的综合影响而下降。

45 什么是不可修复的巨大肩袖撕裂?

不可修复的巨大肩袖撕裂指的是无法通过恢复正常解剖结构的手术来治疗的巨大肩袖撕裂。由于与肩关节病变无关的因素，如患者的主观选择（如不愿意接受手术）或身体客观条件限制（如有较严重的心脏或肺部疾病，无法耐受麻醉而失去手术机会）而没有采用此类手术治疗者不在此列。一般而言，需要在手术中尝试修复后才能最终判断撕裂是否可以实现解剖意义上的修复，因此这个诊断通常是术后诊断。不可修复的原因一般是由于肩袖撕裂时间太久，肌腱断端回缩明显并与周围组织粘连，同时肌肉组织由于失用等原因出现代谢障碍，肌肉出现脂肪浸润导致组织顺应性下降，采用松解、牵张等操作后仍然不能使肌腱断端与原本的腱骨止点形成牢固的连接。由此可见，为了避免非巨大肩袖撕裂发展成不可修复的巨大肩袖撕裂，最重要的一环是保证非巨大肩袖撕裂能得到及时诊断和规范治疗。

46 什么是肩关节假性瘫痪?

肩关节假性瘫痪一般是巨大肩袖撕裂发展的结果。由于肩袖失去稳定肱骨头的作用，上肢活动时失去了杠杆支点，患者由于活动无力而表现出明显的上肢活动障碍，同时上肢的外观没有明显的异常。这种活动障碍并非疼痛导致，但对日常生活影响很大，有些人甚至无法完成端起杯子喝水、用餐具吃饭这种对上肢活动范围要求并不高的动作。就以上症状而言，肩关节假性瘫痪和神经病变导致的肩关节真性瘫痪有相似之处，但肩关节假性瘫痪患者的神经功能一般不存在问题，故称为“假性”瘫痪。如果能更换或者修补病变的肩关节，肩关节假性瘫痪患者的上肢活动是可以恢复正常的，而肩关节真性瘫痪患者却无法恢复。与此同时，肩关节假性瘫痪诊断还有几个前提：盂肱关节主动上举范围

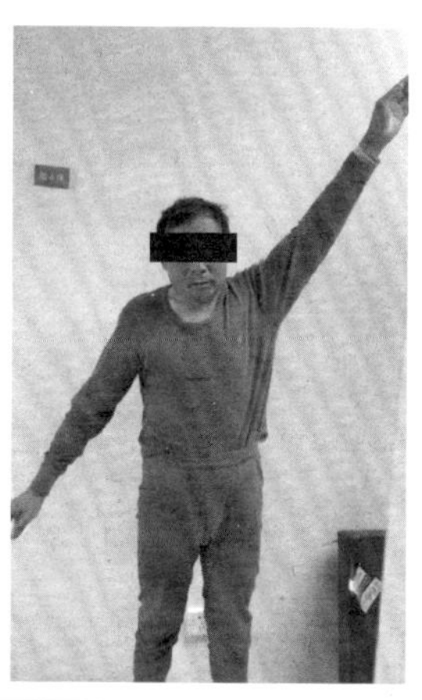

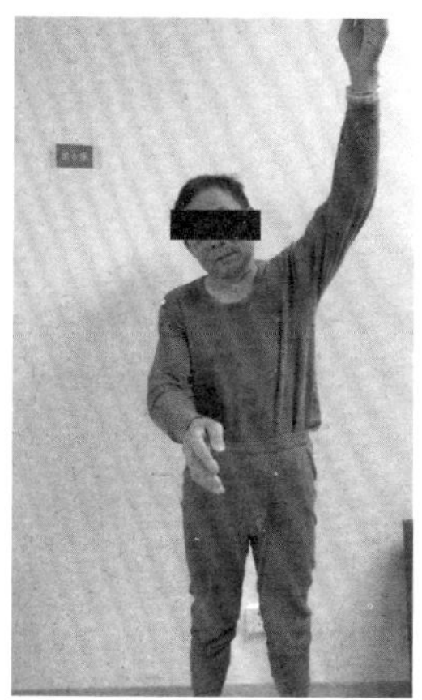

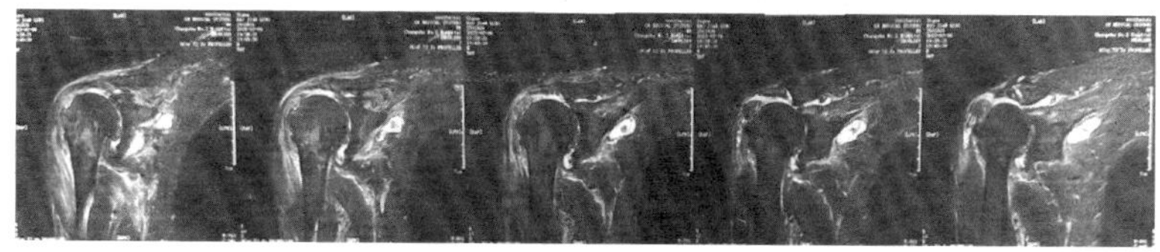

疑似存在肩关节假性瘫痪的巨大肩袖撕裂病例

上图示疑似存在肩关节假性瘫痪的巨大肩袖撕裂患者主动活动受限明显（右肩）。下图示该患者的肩关节 MRI 图像初步达到诊断标准，连续 5 个斜冠状面图像上未见肱骨头上方有肌腱覆盖，肱骨头肩峰间距变小。但确立最终诊断仍需要检查被动活动并排除肩关节僵硬导致的活动受限

小于 45°；肩关节症状是逐渐出现的，即属于慢性病变而非急性创伤的结果；影像学检查或手术中确认巨大肩袖撕裂；肩袖肌肉存在 2 度到 3 度的脂肪浸润；另外，还需要排除存在肩关节僵硬导致活动受限的可能。

47 肩关节假性瘫痪的治疗方法有哪些？

绝大多数时候，肩关节假性瘫痪的出现都标志着肩袖撕裂已经不可修复，治疗的主要目的是改善肩关节功能，其中以恢复肩关节一定的活动范围为主要目标，因为肩关节假性瘫痪患者就诊的主要原因往往是活动受限，而不是疼痛，因此功能重建手术成为主要的治疗方法。各种手术术式中，反式全肩关节置换术和肩峰下球囊植入术疗效较为肯定。前者已在临床应用数十年，效果明确，但费用昂贵，并且由于破坏了肩关节的正常解剖结构，不存在翻修的可能，选择需慎重。后者尚未在我国广泛开展，具备经济、快捷和创伤小的优势，但疗效不是永久性的，由于属于近年才开始推广的治疗手段，目前相关临床研究并不多，尚不能确定治疗后症状改善的维持时间，并且有球囊发生移位、损伤周围结构的风险。

48 什么是肩关节钙化性肌腱炎?

肩关节钙化性肌腱炎是指钙盐沉积于肩袖肌腱,病因目前尚不十分明确。肩关节钙化性肌腱炎好发于40～60岁群体,女性比男性发病率高,糖尿病患者多发。肩关节钙化性肌腱炎的具体体征或症状存在差异性,部分患者可能出现肩部突发性疼痛或僵硬、肩关节运动时剧烈疼痛、上肢活动功能受限、肩袖压痛、夜间疼痛引起的睡眠障碍等。

肩关节钙化性肌腱炎好发于肩关节周围的肌腱,现在一般认为该疾病属于肌腱退行性病变(即肌腱炎)的一种。主要病理改变是肌腱组织内出现单个或多个钙化灶,引起组织内的无菌性炎症反应。由于肌腱组织主要由纤维构成,排列紧密,纤维间隙很小,钙化灶可通过占位效应导致组织内压力增高。钙化灶一般会自行破溃或吸收。

49 肩关节钙化性肌腱炎如何诊断?

肩关节钙化性肌腱炎最典型的症状是突发的肩关节疼痛,患者通常没有外伤史,一部分患者有近期使用患侧上肢从事体力劳动史,但也有一部分患者完全无法追溯任何诱因。疼痛程度往往极为剧烈,严重影响夜间睡眠和日常生活,绝大部分患者需要口服或局部外用止痛药物来缓解症状，一些患者甚至在急诊就诊、使用止痛药物后仍然无法缓解疼痛。患侧上肢活动常因疼痛而严重受限，如果疼痛能得到有效缓解，上肢活动常可以随之恢复。

引起症状的钙化灶一般都有一定的体积，单发多见，好发部位是肩袖的腱骨止点附近。由于钙化灶本质是钙盐沉积，在 X 线片及 CT 图像上可以显影，在 MRI 图像上则表现为骨样信号，超声检查则可见到强回声信号灶。根据典型症状及以上任何一种影像学检查均能确诊。

50 肩关节钙化性肌腱炎的治疗方法有哪些？

理论而言，保守治疗（常见的是使用止痛药物和物理治疗）可以一定程度上减轻疼痛症状，但不能促进钙化灶的吸收。一段时间后，疼痛症状可能会随着钙化灶的破溃或吸收而缓解，肩关节活动也会随着疼痛的缓解而恢复，但对有些患者来说，症状不能完全缓解。同时由于肩关节钙化性肌腱炎引发的疼痛极为剧烈，钙化灶破溃或吸收需要的时间也并不确定，短者需要三五天，长者可达十天半个月，在这期间患者无法正常活动和睡眠，受到的困扰相当大。如果希望快速缓解症状，同时排除其他病变引起疼痛的可能并获得明确诊断，手术治疗也是一种好的选择。肩关节镜手术可以充分探查关节、明确诊断，在彻底清除钙化灶、去除疼痛原因的同时，还可以视钙化灶大小决定是否要修补钙化灶后留下的肌腱缺损。

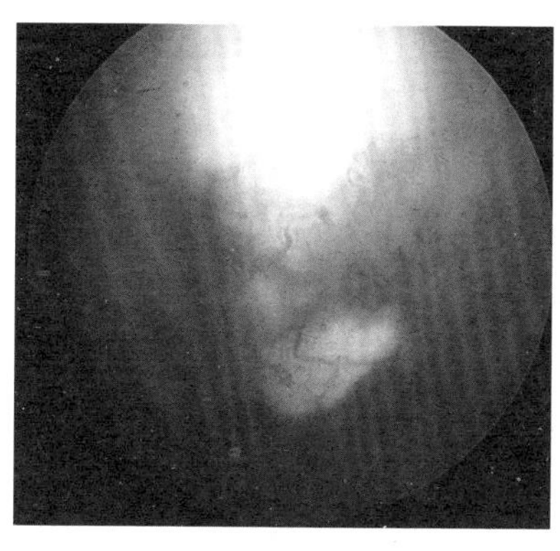
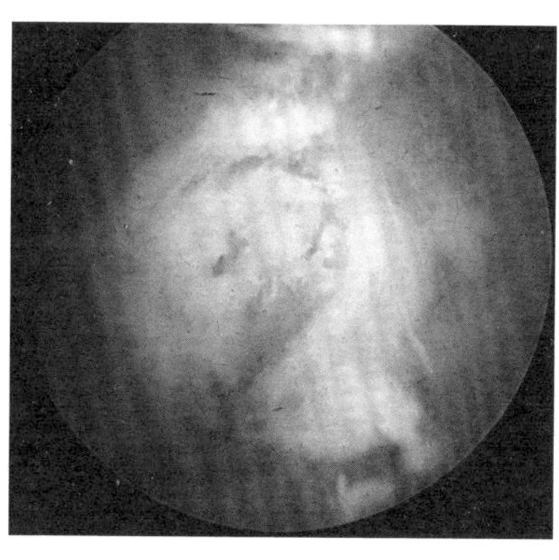

肩关节镜检查所见典型的冈上肌止点处的钙化性肌腱炎

左图：白色为钙化灶，表面有滑膜覆盖；右图：用探针穿破后可见钙化灶内部为白色、状似牙膏的钙化组织

51 什么是肩峰撞击综合征？

肩关节在做前屈上举和外展动作时，肱骨头肩峰间隙变小，可能导致两者之间的肩袖组织和肩峰下滑囊受到肩峰骨组织的挤压和碰撞，进而出现损伤及疼痛，损伤的组织在肩关节重复前屈上举、外展动作时疼痛加剧，肩峰边缘可能由于反复受到碰撞发生骨质增生，进一步增加了发生这种碰撞的可能。这种与上肢过顶活动相关的疼痛及随之产生的活动受限被称作肩峰撞击综合征。发生撞击的结构通常是肩袖止点附近的冈上肌腱、肩峰下滑囊和肩峰的前1/3边缘部分。解剖学研究进一步将人体肩峰

在冈上肌出口处的形态分为三种类型，即Ⅰ型（平坦型）、Ⅱ型（弧形）和Ⅲ型（钩状），并发现Ⅲ型肩峰与肩峰撞击综合征的发生有密切关联。

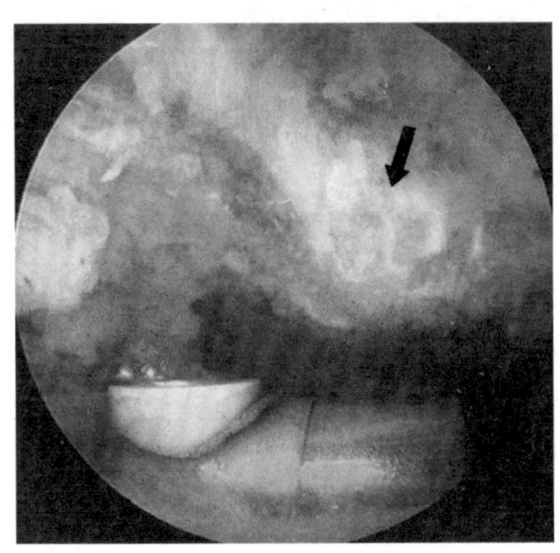

关节镜下见到的肩峰骨质增生（图中右上方的骨性突起）

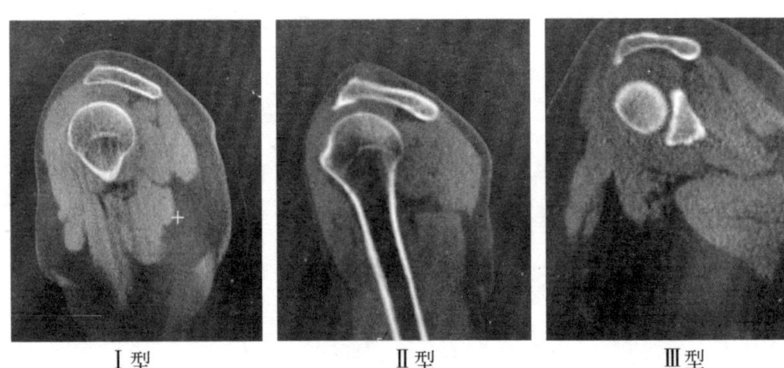

肩关节CT斜矢状面重建图像上显示的Ⅰ型、Ⅱ型及Ⅲ型肩峰

Ⅰ型，肩峰下缘基本平坦。Ⅱ型，肩峰下缘明显呈弧形，前方向下弯曲。Ⅲ型，肩峰下缘呈更显著的弧形，前方弯曲形成钩状。注意中间及右图的肩峰下缘前方骨质都有硬化表现，Ⅱ型及Ⅲ型肩峰的形成与肩峰骨质增生关系密切

52 肩峰撞击综合征如何诊断？

和肩袖撕裂相比，肩峰撞击综合征患者的平均年龄稍小，甚至可以发生于30～40岁人群。患者常主诉过顶活动（如梳头、从高处取物、自由泳的划水动作等）时出现肩关节疼痛，疼痛部位多位于肩关节前外侧。随着病程延长，一些患者会出现与活动无关的夜间疼痛，并可能由于撞击导致肩袖撕裂而出现相应症状。

依据症状和影像学检查通常不难确诊，X线片或CT图像可以显示肩峰形态及外缘、肱骨大结节表面是否存在骨质增生和硬化。诊断重点应包括加做MRI或超声检查以确认是否有肩袖损伤，肩袖的状态很大程度上决定治疗方案的选择。

53 肩峰撞击综合征的治疗方法有哪些？

如不存在明显的肩袖损伤和骨性结构异常（如肩峰或肱骨大结节骨折畸形愈合导致肩峰下间隙狭窄），首选保守治疗，包括避免做过顶及诱发疼痛的动作、口服及外用非甾体抗炎药以止痛、进行物理治疗和康复锻炼。康复锻炼除三角肌和肩袖肌肉的增强训练外，还应注意其他肩胛带肌的锻炼，以保证肩关节活动时肩胛骨位置的稳定。肩峰下间隙的局部封闭治疗通常有效，但应避免反复使用，降低将药物注入肩袖肌腱的风险。如果存在明显肩袖撕裂或肩峰下间隙狭窄，或保守治疗已满 6 个月而效果不理想，可选择肩关节镜手术治疗，同时可以检查并处理肩袖病变。

54 什么是肩关节脱位？

肩关节脱位指的是盂肱关节对位关系的改变，严格来说，是指肱骨头相对肩胛骨关节盂发生明显位移，导致患侧肩关节外形改变，并引发肩关节的疼痛及活动受限。肩关节是全身活动范围最大的关节，盂肱关节的解剖特点决定了小而浅的关节盂即使加上周围盂唇也很难对肱骨头移位形成有效限制，因此相较其他人体关节，盂肱关节有较高的脱位风险。盂肱关节的稳定在一定程度上还依赖于周围软组织如韧带、肌腱的作用。当这些软组织损伤或因疲劳而相对松弛时，肩关节脱位的风险会进一步增加。

55 肩关节脱位如何诊断？

对正常人群（以往未发生过肩关节脱位，也没有其他肩关节神经及肌肉病变的人群）而言，肩关节脱位基本都与外伤或外力打击有关。肩关节最容易出现的是前向脱位，通常发生于上肢外展、外旋受到自后向前的暴力时，肱骨头脱向关节盂的前下方从而损伤关节盂前下方的盂唇，称为班卡特损伤。肩关节脱位后，患者立即感到患肩无法正常活动，并出现明显疼痛，绝大部分患者能自行发现肩关节外形的显著变化（患肩失去圆隆的外形，出现“方肩”改变，并能扪及空虚感）。不少患者用健侧手托住患侧手，并将头偏向患侧，形成特殊姿势以期减轻疼痛。值得注意的是，许多癫痫患者在发作时会因摔倒受伤而发生肩关节脱位，但患者及家属往往因较为关注癫痫本身的治疗而忽视这一情况，事后因肩痛就诊时被反复询问才回忆起可能发生过肩关节脱位。初次脱位时大部分患者需要到医院就诊并复位。急诊可能采取直接手法复位，但会因患肩肌肉过于紧张、肱骨头与关节盂骨性结构嵌顿等原因而失败，从而需要麻醉下复位乃至急诊手术治疗。

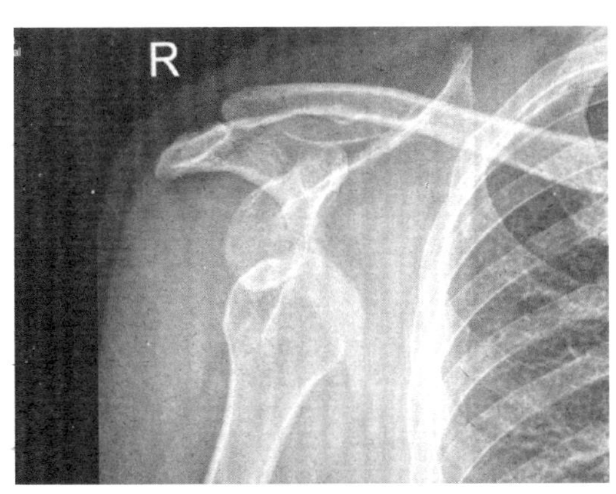

X 线显示的肩关节前方脱位，
肱骨头向前移至关节盂前下方

肩关节脱位的诊断相对容易。依据受伤史、症状及简单的影像学检查（通常是 X 线检查），绝大多数肩关节脱位患者能得到及时诊断和复位。对受到暴力较剧烈、年龄较大的患者，医生会倾向于做CT检查以判断是否合并肩关节骨折。但肩关节脱位的诊疗要点并不是能否及时诊断和复位，而是要采集完整的病史（既往是否有过脱位史，是否合并癫痫等疾病），并进行进一步的检查（推荐MRI检查），仔细评估脱位引起的软组织损伤情况，预判未来再次脱位的风险并选择相应的后续治疗。因此，切忌在脱位复位、影像学检查没有发现骨折时，就认为肩关节脱位的治疗已经完成。

56 肩关节脱位的治疗方法有哪些？

初次肩关节脱位的复位、复发性脱位的当次复位通常不存在明显困难，治疗的难点在于如何防止以后继续发生脱位。每一次肩关节脱位都不同程度地损伤了稳定肩关节的结构，其中盂肱关节的关节囊和关节盂周围的盂唇是最常见的受损部位，中老年人群常常还合并肩袖撕裂且撕裂尺寸通常较大，受到暴力较大者，还可能同时有关节盂和肱骨头骨折。因此最基本的治疗是在成功复位后制动患侧肩关节6周，争取损伤结构愈合。是否进行手术治疗需要综合考虑脱位次数、MRI检查结果、患者日常活动需求和年龄。如果合并明显的肩袖撕裂，首选手术治疗，因为较大的肩袖撕裂治疗越早，预后越好。复发性脱位一般建议尽早手术治疗，因为脱位复发已经充分证明前次脱位后软组织愈合情况不乐观，没有理由期待曾经损伤的组织在第二次损伤后的愈合质量会更好。合并关节盂骨折或大面积肱骨头压缩性骨折（所谓伊尔-萨克斯损伤）也是手术治疗的指征。需要注意的是，随着肩关节脱位次数增加，软组织和骨性结构损伤逐渐加重，手术治疗的复杂性显著提升，疗效的肯定性也随之下降。因此，切勿形成“肩关节脱位是小毛病，复位成功即无须再治疗”的错误观念。一定时间的肩关节制动和 MRI 检查是复位成功后最低限度要完成的流程。

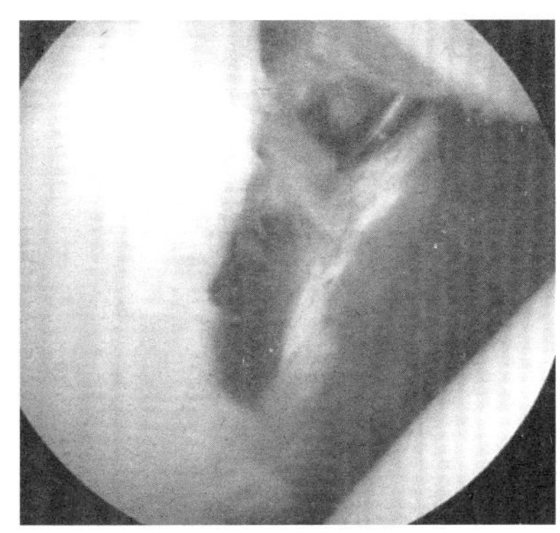
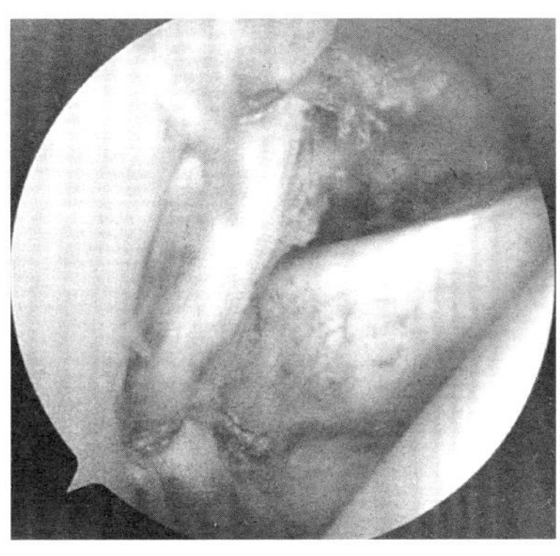

左图：肩关节镜下所见肩关节前方脱位造成的前方盂唇损伤，钝头探钩（右上方金属棒状物）可轻松伸入盂唇与关节盂之间；右图：使用带线锚钉修补前方盂唇损伤，盂唇重新贴附到关节盂上

57 什么是肩关节不稳？

发生过肩关节脱位的患者，如因脱位而损伤的关节稳定结构没有完全愈合，未来会继续发生同样方向的脱位。这些患者在肩关节未脱位时可能在做特定动作（一般是诱发脱位的动作）时

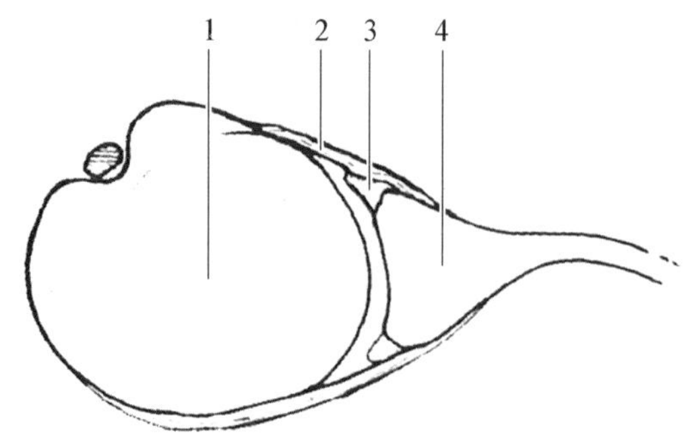

正常肩关节结构横断面示意图

1. 肱骨头；2. 肩关节前方韧带；3. 前方软骨（盂唇）；4. 肩胛骨关节盂。注意盂唇与前方韧带牢固地贴附在关节盂上，防止肱骨头向前方过度移动

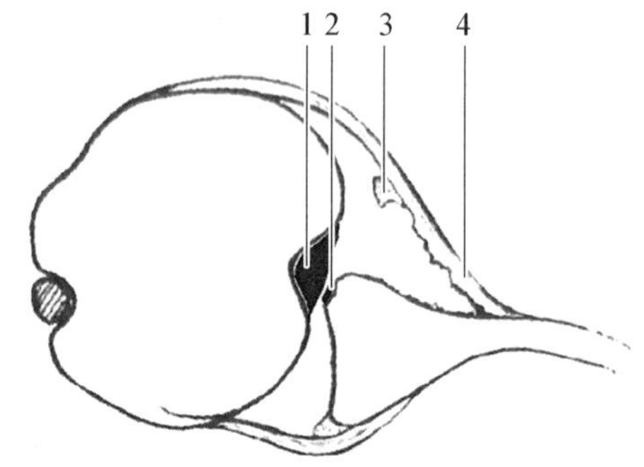

肱骨头向前方脱出后的肩关节结构横断面示意图

深灰色为可能发生骨质缺损的区域。1. 脱位后可能出现的肱骨头压缩性骨折；2. 反复脱位后可能出现的关节盂骨质缺损；3. 从关节盂上撕脱的前方盂唇；4. 从关节盂上撕脱的前方韧带

感到对脱位的恐惧或预感。随着肩关节脱位次数增加，软组织受到的损伤逐渐加重，导致每一次脱位都比上一次更容易，形成恶性循环，最终出现肩关节稳定结构的明显松弛，复位后盂肱关节的正常位置难以维持，极端情况下复位后立即又出现脱位，乃至

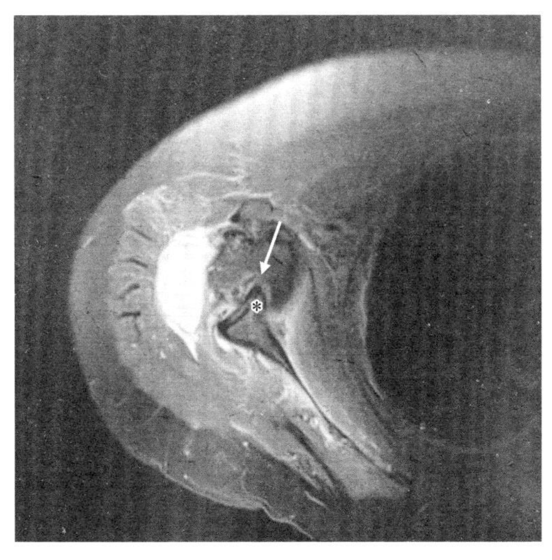

肩关节 MRI 横断面图像上的复发性肩关节前脱位

关节盂前方(＊所在处)嵌入肱骨头,在肱骨头后方造成压缩性骨折(即伊尔-萨克斯损伤,箭头所指处)

肩关节平时就处于脱位或半脱位状态。严重者还因为脱位时肱骨头和关节盂的反复碰撞出现骨缺损和压缩性骨折。肩关节不稳严重的患者可能不需要强烈外力作用,仅做日常生活动作就发生脱位,有些患者甚至可以熟练地自行诱发脱位、半脱位并自己复位。存在以上症状都可称为肩关节不稳。换言之,肩关节不稳一般都是初次肩关节脱位后损伤结构未能完全愈合、病情进展的体现。

58 肩关节不稳如何诊断?

对反复发生肩关节脱位者,肩关节不稳的诊断很容易确立。

部分患者仅有1次脱位史，但体检发现特定动作可诱发脱位恐惧感，同时MRI图像显示肩关节盂唇损伤，有时候还能发现关节盂或肱骨头相应部位的骨性结构损伤，也可诊断为肩关节不稳。还有部分患者虽然有肩关节外伤史，但外伤并未导致明确的脱位，日常生活中无相应症状，影像学检查也没有发现异常，但体格检查能发现肩关节存在某个方向上的松弛，肩关节镜检查发现盂唇和(或)关节囊(即盂肱关节的主要稳定结构)损伤，同时观察到肱骨头软骨损伤，提示关节盂及肱骨头的接触机制不正常，也即日常活动时两者关节面间存在异常应力，此时也可做出肩关节不稳的诊断。

59 肩关节不稳的治疗方法有哪些?

相较肩关节脱位的复位，肩关节不稳的治疗更为复杂。肩关节不稳的治疗目的是维持肩关节的复位状态并尽可能避免未来继续发生脱位，这意味着治疗包含两个步骤：① 明确已经损伤的、导致肩关节不稳的结构或其他病因(如癫痫)；② 结合步骤①的结论和患者实际情况，选择恰当的手术方案。手术治疗是必须的，因为除了有特殊病因的肩关节不稳在去除病因后可能终止复发，大部分肩关节不稳无法通过保守治疗得到解决。

盂唇和关节囊是较为重要的稳定结构，也是最容易损伤而导致肩关节不稳的结构。一般而言，肩关节不稳的手术首先要尽可能地修补盂唇，紧缩关节囊。随后根据关节盂是否存在骨性缺损及缺损大小判断是否植骨；根据肱骨头是否存在压缩性骨折、压缩性骨折的面积大小，结合软组织修补后关节稳定性测试的结果，判断是否进行后方软组织填塞，通过恢复骨性结构的完整性和稳定作用加强软组织修补的效果。目前相关手术方式多种多样，都能起到一定的稳定效果，此处不一一赘述。但大体而言，如果肩关节不稳发展到存在明显的、需要处理的关节盂骨性缺损，即使治疗得当，由于肩关节的生物力学性能或多或少发生了改变，未来发展为骨关节炎的风险仍然不可小视。因此对于肩关节不稳，目前都强调尽早规范治疗。

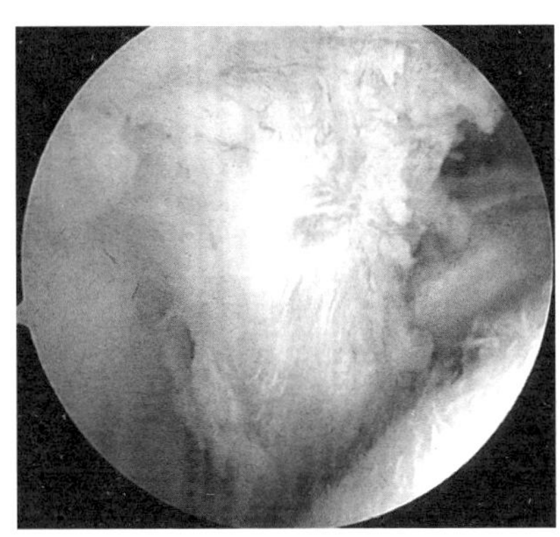
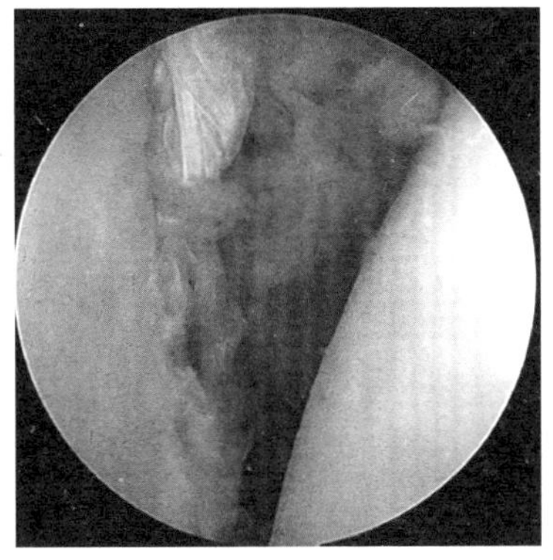

肩关节镜下所见，仅有 1 次脱位史的前下方盂唇损伤(左图)和有 5 次脱位史的前下方盂唇损伤(右图)

左图可见盂唇自关节盂上剥离，但盂唇组织质量较好。右图盂唇组织质量较差，部分盂唇已因反复损伤而形成缺损

60 什么是 SLAP 损伤?

SLAP 是 superior labrum anterior to posterior 的缩写，SLAP 损伤即关节盂上方盂唇从前到后的损伤。这个名称指的是一种特殊的肩关节盂唇损伤。与肩关节脱位或不稳引发的经常发生于关节盂前下方盂唇的损伤不同,SLAP 损伤位于上方盂唇,其发生也与肩关节脱位无关。由于上方盂唇同时是肱二头肌长头腱的起点,通常认为 SLAP 损伤的发生与肱二头肌长头腱的猛力或反复收缩、牵拉、扭转等存在关联,也即 SLAP 损伤虽然发生在上方盂唇,其实是肱二头肌长头腱损伤的多种形式中的一种。

61 什么是肱二头肌长头腱损伤?

肱二头肌长头腱是肱二头肌的两个肌腱中的一个,起自肩胛骨关节盂的盂上结节,与关节盂最上方的盂唇相连,在肱骨中部与短头肌腱会合后一同止于桡骨粗隆和前臂筋膜。由于该肌腱起点比起自肩胛骨喙突的短头肌腱高,行程长,故称为长头腱。肱二头肌长头腱的主要功能是屈曲肘关节,其次可使前臂做旋前运动。其对肩关节运动的具体贡献及参与程度尚存争议。

暂且不论肱二头肌长头腱是否在肩关节活动中发挥实质作

用，但其在肩关节内的部分容易发生损伤从而导致肩关节症状却是较为明确的事实。由于外伤或慢性损伤积累，肱二头肌长头腱可以出现肌腱炎、腱鞘炎、不稳和断裂等，因此一些研究人员认为，SLAP 损伤实质也是肱二头肌长头腱损伤的一种。

62 如何区别 SLAP 损伤和肱二头肌长头腱损伤？

SLAP 损伤可以是明确外伤导致的（多见于年轻人），也可以由慢性损伤积累和盂唇退行性病变导致（常见于中老年人），疼痛是最常见的症状。疼痛往往不剧烈，位置较深，难以定位，一些患者并不会将其视为疼痛，而是认为这是一种酸胀或钝性的不适感。肩关节活动时发生弹响也是 SLAP 损伤的常见症状，一些患者还会出现肩关节活动卡顿和束缚感。患者使用患肢进行需要较大力量和较大活动范围的动作时，如投掷、挥舞（羽毛球或网球中的常见动作）等，可能会有无力感。由于 SLAP 损伤的症状没有特异性，常常也和其他肩关节病变混合存在，仅凭症状较难做出 SLAP 损伤的明确诊断。

肱二头肌长头腱在肩关节内的部分发生损伤后，根据具体病变种类，症状表现差别很大。肱二头肌长头腱的肌腱炎、腱鞘炎常发生的部位是肩关节前方、肱骨近端的结节间沟处，起病后此处常有固定压痛，伸肘并前屈肩关节时可诱发疼痛，如对上臂这一动作加以阻力，疼痛将进一步加重。肱二头肌长头腱不稳的症状缺乏特异性，常常表现为类似 SLAP 损伤的肩关节深部钝痛或弹响。肱二头肌长头腱断裂一般发生在肌腱退行性改变即慢性损伤的基础上，断裂后对肩关节及肘关节的肌力及活动范围影响都很小，也不引起明显疼痛，仅部分患者会在上臂内侧观察到软组织隆起，这是断端回缩所致，属于长头腱断裂的特征性改变，有一定的协助诊断价值，称为鼓眼征或大力水手征（由于断端在上臂内侧形成局部隆起，形似肌肉发达者如卡通片中大力水手的上臂外形而得名）。

由于这两种损伤常和其他肩关节病变并存且表现出的症状多样，病史和体格检查能为诊断提供一定的参考，但无法确诊。MRI 检查可以提供参考信息，但其图像上显示出类似 SLAP 损伤的表现有一定的假阳性概率，而且不一定是症状的来源。肱二头肌长头腱的腱鞘炎、肌腱炎凭借结节间沟处的压痛、MRI 图像上的肌腱周围积液等表现就可以诊断，但单纯做出肱二头肌长头腱腱鞘炎、肌腱炎的诊断缺乏实质性意义，因为这一病变很少单发，大多数情况下会继发肩关节的其他病变，如肩袖损伤、肩关节不稳等，治疗时首先要处理这些原发病变。除非出现鼓眼征，否则长头腱不稳定和断裂诊断往往较难，即使结合病史、体格检查和影像学检查也不易明确。相对而言，肩关节镜检查是这两类疾病最好的诊断方法，不仅可以确诊，还可以同时明确病变范围并做针对性处理。

63 SLAP 损伤和肱二头肌长头腱损伤如何治疗?

两种损伤的最终诊断和治疗都需要依靠肩关节镜手术。自从 SLAP 损伤的分型被提出之后，不同研究人员先后对其进行完善和扩展，目前临床工作中通用的分类方法经过多年发展，将 SLAP 损伤依据部位和受累结构的范围细分为 10 个类型。

SLAP 损伤分型简介如下。

Ⅰ型：上方盂唇磨损。

Ⅱ型：肱二头肌长头腱附着点从盂上结节撕脱，但盂唇自身无移位。

Ⅲ型：上方盂唇呈桶柄状撕裂，向下移位嵌入盂肱关节内，但肱二头肌长头腱附着点完整。

Ⅳ型：上方盂唇呈桶柄状撕裂，向下移位嵌入盂肱关节内，肱二头肌长头腱附着点同时撕脱。

Ⅴ型：实质上是班卡特损伤向上延伸所致，累及肱二头肌长头腱附着点。

Ⅵ型：肱二头肌长头腱附着点从盂上结节撕脱，上方盂唇撕裂但无明显移位。

Ⅶ型：上方盂唇撕裂向下延伸，达到盂肱中韧带水平。

Ⅷ型：上方盂唇撕裂向后下延伸到 6 点钟位置。

Ⅸ型：环绕整个关节盂的盂唇撕裂。

Ⅹ型：反向班卡特损伤（肩关节后脱位导致后方盂唇损伤）累及上方盂唇。

Ⅰ型损伤通常无须处理或只需清理，Ⅱ型损伤则需根据患者年龄和活动需求选择治疗方案。Ⅲ型和Ⅳ型损伤伴有长头腱不稳则需进行修补，Ⅴ型和Ⅶ型向下方发展的SLAP损伤则一般都需要修补。另外，除了修补手术，长头腱切断或切断加固定手术操作便捷、费用低廉、效果肯定，术后不需要追加额外的康复流程，对术后日常活动水平不高的患者也是很好的选择。

对于引发明显疼痛的肱二头肌长头腱炎和引起症状的肱二头肌长头腱不稳，一般也可采用长头腱切断手术，因为疼痛主要来自结节间沟部分的长头腱，切断之后远端自然回缩，该区域组织不再受到刺激，疼痛即得到缓解。长头腱断裂对上肢肌力和活动度的影响都很有限，也很少导致疼痛，如需要手术处理，一般是因为断端回缩在上臂形成鼓眼征而影响美观，故多采用肌腱断端固定手术治疗。

64 什么是肩锁关节损伤?

肩锁关节由锁骨的肩峰端和肩胛骨的肩峰（一处钩状的骨性突起）构成，肩峰属于肩胛骨的一部分。由于肩胛骨肌肉附着多、活动度较小，而锁骨相对活动度较大，在暴力直接作用于肩锁关节时，可使维持关节位置的韧带断裂，出现锁骨相对肩峰的移位

（一般锁骨移向肩峰上方），称为肩锁关节损伤或肩锁关节脱位。目前临床工作中最常用的 Rockwood 分型将肩锁关节损伤分为 6 种类型，从Ⅰ型到Ⅵ型损伤的严重程度逐渐增加，受累的结构范围也逐渐扩大。

Rockwood 分型简介如下。

Ⅰ型：轻微的肩锁韧带损伤，肩锁关节对位和间隙均正常，喙锁韧带、三角肌、斜方肌均完好。

Ⅱ型：肩锁关节间隙增宽，喙锁韧带损伤，三角肌、斜方肌未受累。

Ⅲ型：肩锁韧带及喙锁韧带同时断裂，锁骨向上方移位，喙锁间隙较对侧增加 25%～100%。

Ⅳ型：在Ⅲ型基础上锁骨向后移位，刺入斜方肌导致斜方肌损伤。

Ⅴ型：在Ⅲ型基础上发生更显著的锁骨向上方移位，喙锁间隙较对侧增加 100%～300%。

Ⅵ型：肩锁关节完全脱位，锁骨向下移至喙突下或肩峰下。

65 肩锁关节损伤如何诊断？

肩锁关节损伤最常见的症状是肩部疼痛及肩关节活动受限。疼痛在患肢活动时加剧，除Ⅰ型肩锁关节损伤外，一般患者能够发现肩部出现畸形，锁骨相对肩峰明显向上翘起，肩峰和锁骨间的区域(关节间隙)有压痛。Ⅳ型到Ⅵ型损伤由于损伤范围较大,患者疼痛剧烈,患肩活动受限明显,Ⅵ型损伤通常合并骨折、臂丛神经损伤及肺损伤等并导致相应症状。

依据受伤史、体格检查的压痛点和肩锁关节处的畸形等不难做出初步诊断,确诊一般需依靠X线检查。值得注意的是,在未受损的情况下,不同个体的肩锁关节的对位情况不尽相同,有些完全正常的肩锁关节,锁骨也相对肩峰轻度上移,因此务必要拍摄双侧肩关节正位片以便自身对比。双侧X线片对比足以做出肩锁关节损伤的诊断,但肩锁关节脱位有时合并喙突骨折,X线片显示不佳,此时建议加做CT检查。

66 肩锁关节损伤的治疗方法有哪些?

一般而言,Ⅰ型、Ⅱ型肩锁关节损伤可以保守治疗,常用方法是患肢用颈腕吊带悬吊固定1～2周,去除固定后开始在指导下进行康复锻炼,3个月以后才能参与剧烈运动。Ⅲ型肩锁关节损伤是否可以保守治疗需要根据患者年龄、活动需求等因素综合考虑,如选择保守治疗则至少持续6周,并且6周后需要医生来评估损伤恢复情况。如果评估结果认为肩锁关节稳定未恢复,则应采取手术治疗。Ⅳ型、Ⅴ型及Ⅵ型肩锁关节损伤无法保守治疗,只能手术治疗,Ⅵ型损伤患者往往还需同期接受其他手术来修复并发伤。

67 肩关节积液说明什么?

MRI 检查、超声检查和 CT 检查的报告中常见“肩关节积液”这一描述,常常引发就诊患者的焦虑和恐慌。在个别媒体的不正确引导下,大众形成了“关节积液说明疾病严重,需要通过抽取积液进行治疗”的普遍观念。事实上,肩、膝等大关节在影像学检查特别是 MRI 这类敏感性较高的检查中被发现含有少量积液是极为正常的现象,因为正常关节内需要少量关节液起润滑作用。因此,单纯关节积液并不意味着病变严重,但大量关节积液往往是明显组织损伤的表现,相应判断应该交给临床医生来进行,切忌望文生义,产生不必要的担忧,更无须因医生未对“少量积液”额外关注而生出质疑。

68 肩关节积液如何治疗?

如同发热常常是某些疾病的外在表现一样,一定量的肩关节积液是关节内存在组织损伤的表现。治疗发热的根本措施是找到病因,针对病因进行处理,如发现存在感染灶则采取相应手段治疗感染。同理,如果肩关节积液的量达到需要治疗的程度,首先也必须找到病因,针对病因进行处理。例如,发现巨大肩袖撕裂,进行手术修补和相应康复治疗后,积液会自行吸收,如果不处理病因，只是“头痛医头，脚痛医脚”，积液抽去之后仍会继续生成，反复关节腔穿刺可能增加感染风险，并且没有任何实质性治疗作用。继续用发热作为类比，如果病因短时期内无法去除，患者出现高热，可以使用解热药，但解热药并不是所有发热治疗的必须手段，也不是根本措施。与之类似，如果积液量过大影响了关节活动（在肩关节积液中相对少见），或怀疑存在感染需要取得积液进行检验，可以穿刺抽液，但关节积液不能依靠穿刺抽液得到彻底治疗，也不是所有的关节积液都需要穿刺抽液。

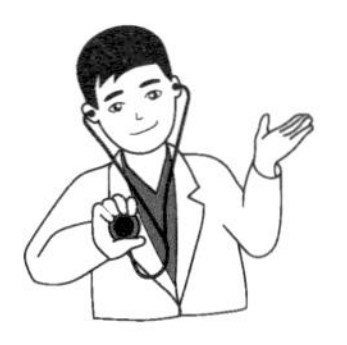

第五篇 肩关节疾病的手术治疗

69 如何通过肩关节镜手术治疗冻结肩及继发性肩关节僵硬?

冻结肩或继发性肩关节僵硬的患者在经过3个月的保守治疗后,症状没有明显改善,可以考虑进行手术松解。关节镜下肩关节松解具有创伤小、疼痛轻、恢复快等优点。临床研究显示,对于严重冻结肩的患者,使用关节镜下肩关节松解能取得良好的疗效。对冻结肩及继发性肩关节僵硬的手术治疗实质是充分检查、发现并松解粘连的组织。所谓松解粘连组织,即用刨削刀或低温等离子刀将粘连纤维切断。每个患者的具体松解范围视术中所见的粘连范围和程度而略有不同。手术后强调积极锻炼肩关节,提高肩关节活动度,防止因不恰当制动而复发肩关节僵硬。

手术方法:在全身麻醉下行简单的手术松解,或者关节腔注射生理盐水行关节囊扩张,使肩关节囊挛缩改善。常规使用后方入路,探查盂唇、肩袖、肱二头肌长头腱有无损伤。然后建立前方入路,用低温等离子刀松解由肱二头肌长头腱、盂唇及肩胛下肌上缘构成的肩袖旋转间隙,同时松解喙肱韧带,接着松解盂肱中韧带、盂肱下韧带前束至关节盂6点钟方向,这样可以恢复肩关节外旋功能；使用交换棒交换入路后，依次行后方、后下关节囊松解，完成肩关节的镜下270°松解。肩峰外侧入路置入关节镜，前外侧入路进刨削刀，清理肩峰下滑囊和肩峰下表面，磨钻刀头行肩峰成形。操作时始终避免进入喙突内侧区域以防止损伤臂丛神经血管束，在关节盂6点钟方向始终紧贴盂唇，避免损伤腋神经。

70 如何通过肩关节镜手术治疗肩袖损伤?

肩袖损伤保守治疗3个月无效，可以考虑行手术治疗。目前手术治疗的主要方式是肩关节镜下肩袖修复术。肩袖修复术的实质是使撕裂的肌腱断端重新与肱骨大结节上的原有附着区域连接在一起，由于缝线无法直接穿过骨组织并形成牢固的固定，恢复肌腱与骨的连接需要通过带线锚钉完成。目前通行的做法是在肱骨大结节的骨组织上敲入带线锚钉，将锚钉所带缝线穿过肌腱断端，随后施加张力，拉紧缝线并打结固定，使断端稳固地贴附于肱骨大结节处的骨面，这种做法称为单排缝合。如果打结后不剪断缝线，而是在肱骨大结节外侧区域，使用界面螺钉再度将打结后的缝线压紧固定，这种做法称为双排缝合。因为双排缝合是将锚钉在内排和外排两个不同位置植入。同时，因为打结后的缝线在内排钉和外排钉间交叉并贴附在肌腱表面，将肌腱断端紧压在肱骨大结节的骨组织上，缝线形成的桥状结构将内排钉和外排钉连接起来，因此，这种方法又称为线桥式双排缝合。

手术方法：首先使用关节镜经后方入路，探查肩关节腔是否存在肌腱或盂唇损伤，若存在肩胛下肌撕裂，可于肱骨小结节植入带线锚钉，缝合钩过线后打结缝合肩胛下肌撕裂。若存在冈上

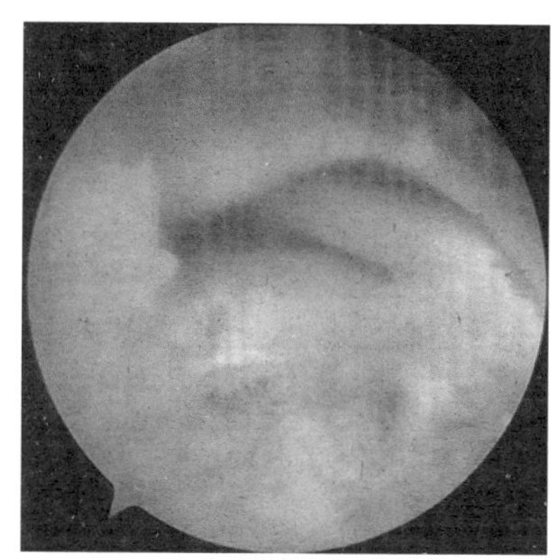

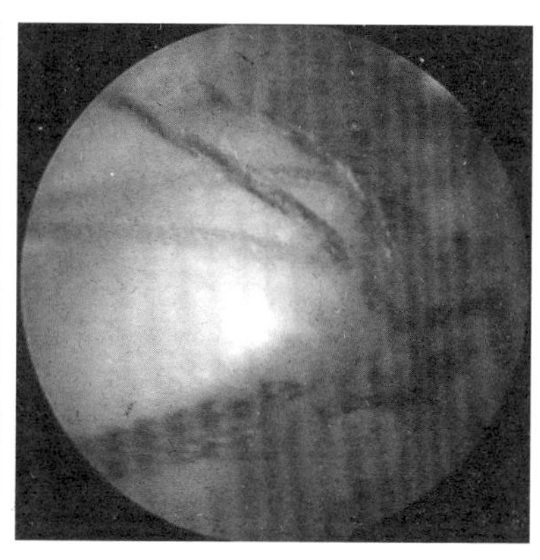

关节镜下所见肩袖撕裂(左图)及使用带线锚钉双排缝合后(右图)

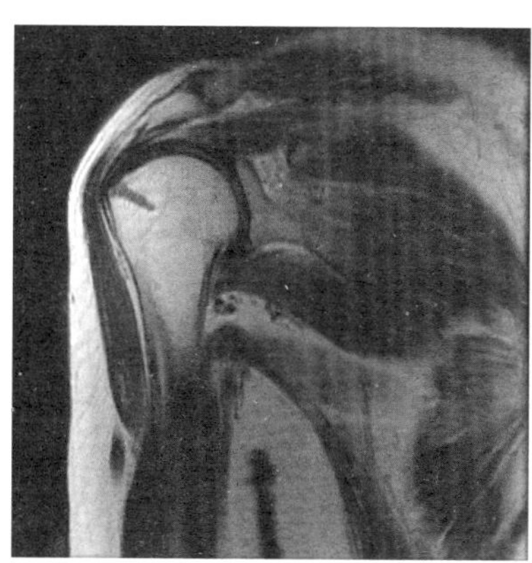

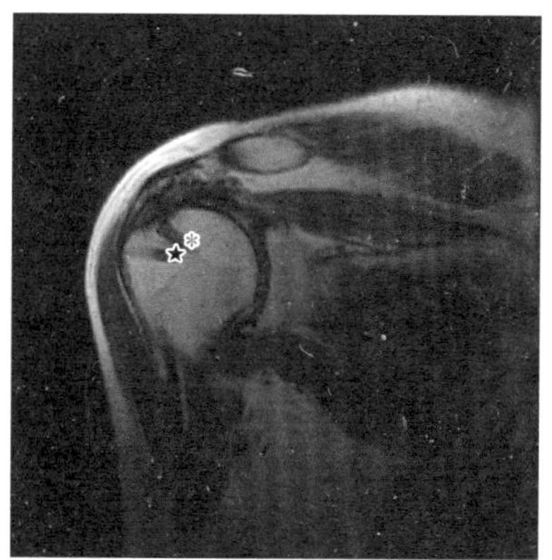

肩袖修补后的肩关节 MRI 斜冠状面图像

左图和右图分别使用单排及双排修补。左图中仅见内排钉。右图中 * 及★所在处分别为内排钉和外排钉

肌腱撕裂，可以转换到肩峰外侧入路观察，通过肩峰的前外侧入路于肱骨大结节位置植入带线锚钉，使用单排缝合或者双排缝合等方式修补冈上肌腱撕裂，同时可以通过肩关节镜进行肩峰成形等操作，解决肩袖损伤的可能诱因，避免再次撕裂。肩关节镜创伤小、出血少、恢复快，是目前治疗肩袖损伤的主流方式。

71 如何通过肩关节镜手术治疗肩关节钙化性肌腱炎?

如果严重的肩关节钙化性肌腱炎通过保守治疗效果不佳，可以考虑肩关节镜手术治疗。肩关节镜手术治疗的首要目的是清除钙化灶。将钙化灶清理完全后，肌腱上可能留下缺损，缺损大小由钙化灶的大小及数目而定。缺损小者可待其自行修复，缺损大者视其深度按肩袖修补的方法进行修复。

手术方法：使用肩关节镜探查肩关节腔，检查肩关节腔是否存在相关肌腱、软骨、盂唇等的损伤。肩峰外侧入路置入关节镜，探查肩峰下，可以清理肩峰下增生滑囊及炎性滑膜。部分肩峰撞击综合征患者可同时进行肩峰成形操作。暴露肩袖组织，结合术前CT及MRI检查可以于镜下探查钙化灶具体位置，通常会在肩峰下间隙、肩袖止点附近的肌腱中寻找到白色钙化灶，切开覆盖其表面的滑囊或肌腱组织后可见白色膏状物喷涌而出，有时不止一处，需要仔细辨认，避免遗漏。在肩关节镜下进行钙化灶的清理减压后，肩袖损伤患者可以同时行肩袖修复。

72 如何通过肩关节镜手术治疗肩关节盂唇损伤?

肩关节盂唇是肩关节盂周围的一圈纤维软骨盘，可加强肩关节稳定，防止肱骨头从关节盂内脱出，对于稳定肩关节具有非常重要的作用。比较常见的肩关节盂唇损伤有 SLAP 损伤，多发于投掷运动(如打橄榄球、扔铁饼)的运动员；还有班卡特损伤，好发于肩关节脱位等患者。肩关节盂唇损伤最常见的症状是疼痛、无力、肩关节不稳等。对于肩关节盂唇损伤患者经保守治疗无效，建议行肩关节镜手术治疗。肩关节盂唇损伤的本质是盂唇从关节盂附着处撕脱，直接表现是盂唇与关节盂骨组织之间出现可以用探针穿过的裂隙，严重时盂唇本身可发生断裂。和修补肩袖类似，由于缝线不能直接穿过骨组织，恢复盂唇与骨的连接需要使用带线锚钉。

手术方法：通过肩关节后方入路置入关节镜，探查盂唇损伤情况，明确盂唇损伤类型，针头定位后，前上入路置入电钻开口器，于盂唇损伤部位的关节盂周围骨面开口，随后置入盂唇修补用带线锚钉，缝合钩将带线锚钉所带缝线的一头穿过裂隙后与另一头打结，固定撕裂盂唇。线结应打在盂唇背离肱骨头的一侧以免刺激肱骨头的软骨。修补成功的情况下，再次使用探针检查原有的撕裂部位时，探针应无法穿入盂唇与关节盂之间。

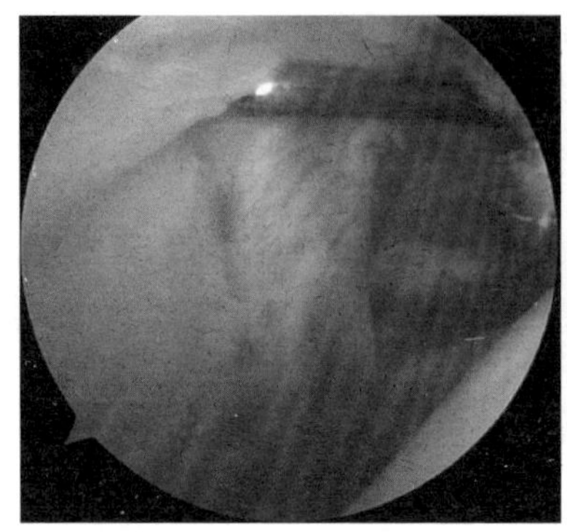

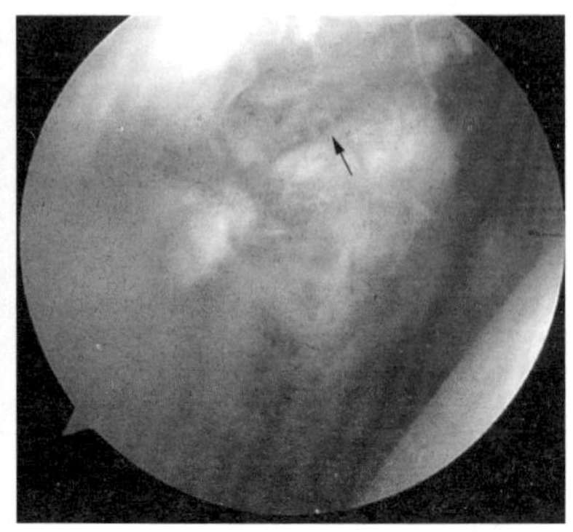

SLAP损伤（左图）及在肩关节镜下使用带线锚钉缝合后（右图）

左图：可见钝头探钩（右上角金属棒状物）可轻易伸入损伤盂唇与关节盂之间；右图：箭头所指为盂唇表面的带线锚钉所带缝线

73 如何通过肩关节镜手术治疗肩锁关节脱位？

肩锁关节脱位十分常见，多见于年轻人运动损伤。肩锁关节由肩胛骨肩峰关节面和锁骨肩峰端关节面组成。肩锁关节被关节囊和韧带包围，是参与上肢运动和肩关节活动的重要关节，创伤时肩部受到外力导致关节囊和韧带撕裂，从而导致肩锁关节脱位。受伤的肩关节常有明显的肿胀和疼痛。肩锁关节可触及凹陷，按下锁骨的外三分之一就有弹钢琴的感觉，即压力释放后立即弹起，称为琴键征，是肩锁关节脱位的典型症状。双侧肩关节对比，伤侧明显高于健侧。伤侧肢体外展和上举困难，前屈和后伸受限，同时疼痛加重。

对于肩锁关节脱位，临床最常应用的手术方式是锁骨钩钢板固定，但锁骨钩钢板切口较大，术后存在肩峰撞击风险，需再次手术取出内固定物。目前可以通过肩关节镜手术治疗急性肩锁关节脱位，使用带袢钢板固定肩锁关节脱位，创伤小，手术出血量小，术后不用取出内固定物。在肩关节镜下，用射频电刀清理肩关节喙突，暴露喙突基底部，于锁骨远端置入定位器，通过定位器打孔后于锁骨端及喙突基底部分别置入带袢钢板，收紧带袢钢板后悬吊固定。

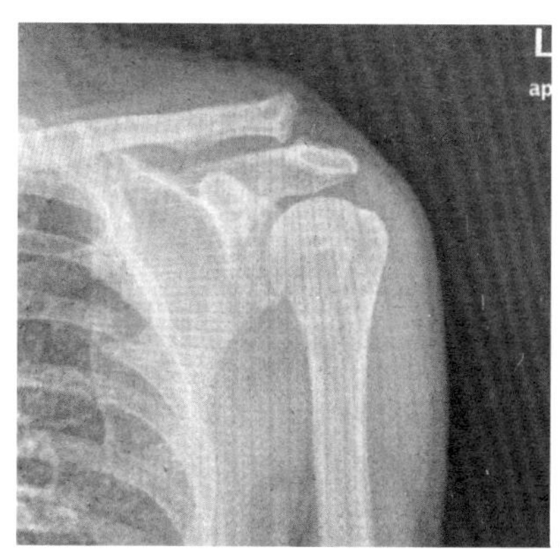

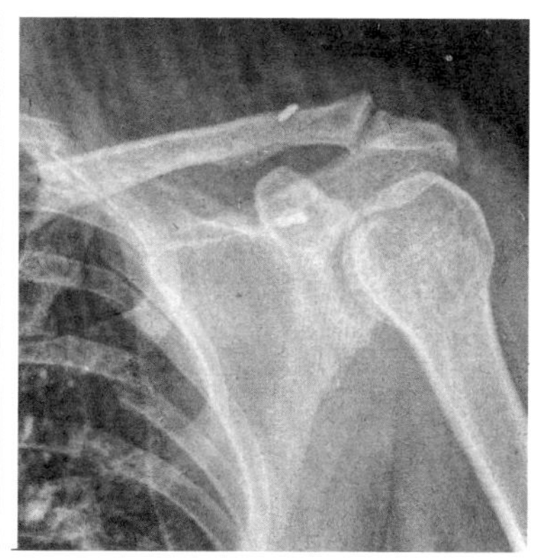

左图：肩锁关节脱位；右图：手术复位并固定后

74 如何通过肩关节镜手术治疗肩锁关节炎？

肩锁关节炎是一种常见病，多发于40岁以上的中老年患者。因为患者的软组织变性，从而导致肩关节承受外力的能力下降。肩锁关节炎也可能是由职业劳损、慢性运动损伤和退行性骨关节炎等造成轻微累积性损伤引起的，可累及周围软组织。主要临床表现有局限性肩痛、肩锁关节肿胀和压痛及上臂抬高超过150°时疼痛加重等。职业劳损或慢性运动损伤也可能会使肩锁关节周围韧带松动或部分撕裂，导致肩锁关节松动和不稳定。肩锁关节不稳定常可能导致关节损伤和退变、软骨表面磨损和软骨下骨硬化。

肩锁关节炎保守治疗可以应用非甾体抗炎药、局部封闭治疗、康复锻炼等治疗。保守治疗无效时可以通过肩关节镜手术行肩锁关节清理及锁骨远端部分切除。将肩关节镜置于肩峰下，定位肩锁关节后，置入刨削刀及射频电刀，清理破碎的肩锁关节软骨盘，部分切除锁骨远端。

75 合并骨缺损的肩关节不稳如何手术治疗?

肩关节不稳伴骨缺损是临床治疗的难题，骨性结构缺损包括肩胛盂或肱骨头缺损。研究表明，肩关节首次脱位的患者，其关节盂骨缺损发生率为22%，而反复脱位的患者高达46%～86%。肩关节脱位造成前方盂唇损伤的同时伴有部分关节盂前缘骨质丢失称为骨性班卡特损伤。对于关节盂骨缺损大于25%的患者应建议行关节盂骨性重建。对于早期急性关节盂骨折，可以直接行骨折复位内固定，恢复关节盂形态。对于慢性骨性班卡特损伤，通常需要行关节盂重建手术。目前常见的骨性重建手术主要有以下几种：

（1）Bristow 术：截取喙突末端 1 厘米，转移至关节盂骨缺损缘，通常需要螺钉固定骨块，联合腱完整地保留在骨块上，因此对肩关节外展起到一定悬吊作用。

（2）Latarjet 术：该术式截取喙突的骨量更大，为 2～3 厘米，自喙突拐角处进行截骨，这样喙肩韧带在喙突上的止点也随骨块截掉，骨块固定后还可以将关节囊与喙肩韧带缝合在一起，起到进一步加强固定的作用，该术式兼顾了联合腱的悬吊作用和骨块的阻挡作用，对于较大的关节盂骨缺损，Latarjet 手术是较好的选择。

（3）Eden-hybinette 术：取自体胫骨进行移植，修补关节盂骨缺损，适用于较大的骨缺损，近来移植骨源扩展到自体髂骨、股骨，或者同种异体骨。目前最常用的是自体髂骨移植。术中取髂骨时，尽可能使髂骨块弧度与关节盂相匹配，髂骨植入时凹面朝外，并用 2 枚螺钉固定，关节囊固定于植骨块前侧。

较严重的伊尔-萨克斯损伤对盂肱关节不稳的复发率有重要影响。对于肱骨头骨缺损（伊尔-萨克斯损伤），首先明确肱骨头骨缺损的位置及大小，利用三维 CT 成像测量肱骨头缺损大小。目前对于肱骨头骨缺损的治疗方案主要有关节囊折叠术、肱骨头截骨术、骨软骨同种异体骨移植、局部肩关节重建等开放术式。同样也可以采用肩关节镜技术治疗伊尔-萨克斯损伤，如 Remplissage（该词为法语单词，意为“填充”）技术是使用缝合锚钉将冈下肌腱和关节囊后壁固定于伊尔-萨克斯损伤的骨表面。这样可以对抗肱骨头前移，将关节内损伤变成关节外损伤，术后恢复时间短，但是理论上会导致一定程度的肩关节外旋活动受限。对于肱骨头缺损较大的患者，可以通过同种异体骨移植或者自体骨移植重建肱骨头解剖结构。

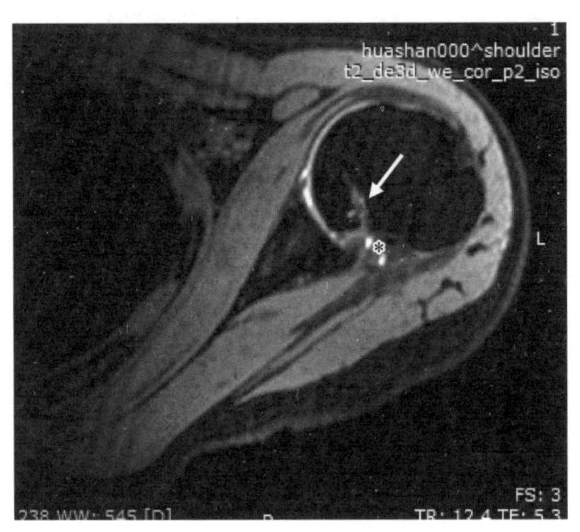

Remplissage 术后肩关节 MRI 横断面图像

可见肱骨头后方的锚钉(箭头所指处)及被填充于肱骨头骨缺损内的后方软组织(* 所在处)

76 如何通过肩关节镜手术治疗巨大肩袖撕裂?

巨大肩袖撕裂在肩关节镜下单纯行手术缝合后肩袖再撕裂发生率较高，其重要原因是肌腱缝合张力过大。手术过程中首先需要对回缩的肩袖肌腱进行充分且广泛地松解，在肩关节镜下评估肩袖回缩程度及解剖重建的可能性。通过肩关节镜手术治疗巨大肩袖撕裂可以采用低张力缝合，即镜下牵拉肌腱，使肌腱处于低张力的状态下进行缝合固定，锚钉置入可能需要远离肱骨大结节足印区靠近关节面，甚至部分置入关节面，置入处骨面需去皮质新鲜化，术后肩关节需外展固定至少6周。

77 不可修复的巨大肩袖撕裂如何进行解剖重建手术治疗？

不可修复的巨大肩袖撕裂常伴有脂肪浸润、肌腱断端回缩、肌肉萎缩等问题，手术复杂，失败率高，解剖重建手术治疗具有一定的挑战，肌腱再撕裂风险较高。经过松解等操作后，部分肌腱断端可以与肱骨大结节或其内侧骨质形成稳固固定，一定程度上恢复其在上肢动作过程中对肱骨头的稳定作用，称作不可修复的巨大肩袖撕裂的部分修补术。对功能要求不高的患者，该术式不失为一种较为经济且实用的折中方案。在此基础上，将肱二头肌长头腱切断后已无作用的近端固定在肱骨头上增加肱骨大结节被覆盖的面积，也是一种解剖重建的方法。对功能要求较高的患者或完全无法依靠自体肌腱断端达成有效解剖修复的不可修复的巨大肩袖撕裂，目前临床上较流行的手术方式是肩袖补片桥接修复技术，补片可以采用自体阔筋膜补片、异体软组织补片或高分子合成材料补片。自体阔筋膜取材方便，无须额外费用，无免疫排斥风险，相对更常用。肩袖补片桥接修复技术步骤较为复杂，手术中需测量肩袖缺损大小，再根据测量结果将补片通过折叠、缝合等操作处理成合适的大小，在补片边缘放置数根高强度缝线后将其植入并缝合固定。肩袖补片桥接修复技术可以减小缝合处张力，同时通过恢复肩袖的正常解剖结构而达到恢复肌力的目的，是不可修复的巨大肩袖撕裂的较理想解剖修复手术方式。

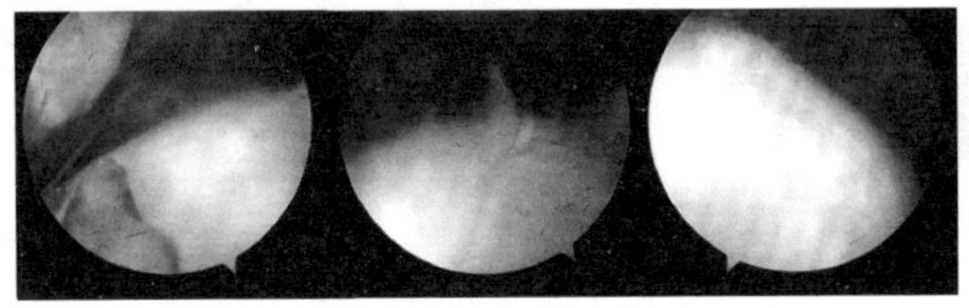
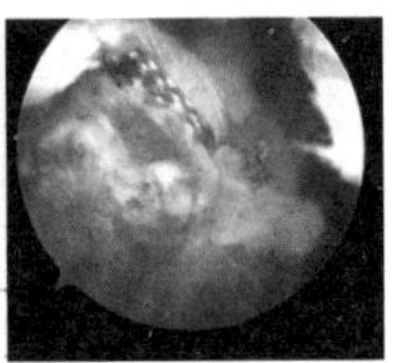

一例不可修复的巨大肩袖撕裂

左侧3张图示肩关节镜检查见撕裂的肌腱断端回缩至关节盂水平，肱骨头表面无肩袖肌腱覆盖。右侧图示本例最终通过肱二头肌长头腱转位联合部分修补达到了解剖修复

78 不可修复的巨大肩袖撕裂如何进行功能重建手术治疗?

治疗不可修复的巨大肩袖撕裂并非只能做部分修补、补片桥接等解剖修复手术。有些时候，出于各种原因，如经济方面的考量或对术后撕裂复发风险的控制，放弃解剖修补，采用重建功能的手术也可以取得较好的治疗效果。这类手术中历史较久的是肌腱转位功能重建，如背阔肌腱转位、胸大肌腱转位等，其目的是将邻近肩袖肌群中走行类似的肌腱止点改换到肱骨大结节，这些健康肌腱收缩时，可以起到肱骨头下压作用，成为维持肩关节上举时的杠杆支点。术后通过逐步的功能锻炼，患者可以很好地完成上肢上举等动作，一定程度上恢复正常生活。另外，肩峰下球囊植入、反式全肩关节置换等也属于功能重建手术。

79 什么是反式全肩关节置换?

反式全肩关节置换是指将肩关节假体的球形关节面置于肩胛骨关节盂侧,而臼杯置于肱骨近端的半限制性人工全肩关节的手术。与传统的肩部关节置换不同,该术式将金属球固定在肩胛骨上,而臼杯固定在肱骨的近端,依赖于三角肌而不是肩袖,为上臂提供动力和定位。

该术式是治疗终末期肩关节病变的手术方法之一,可应用于严重的肩关节病变,包括不可修复的巨大肩袖撕裂、肱骨近端粉碎性骨折、肱骨近端骨折后遗症(如陈旧性骨折不愈合继发骨关节炎)、类风湿性关节炎、创伤性关节炎等肩关节损伤疾病,具有损伤小、并发症少等优势。

80 肩关节周围神经损伤如何进行手术治疗?

肩关节周围神经损伤一般要根据患者的症状,选择合适的治疗方式,要早发现、早治疗。肩关节周围神经损伤后,该神经支配区的运动、感觉和营养均将发生障碍。临床上表现为肌肉瘫痪、皮肤萎缩、感觉减退或消失。闭合性损伤,如肩关节脱位或骨折,可挤压或牵拉神经；锐利的骨折断端刺破和切割神经；暴力冲击所致钝性挫伤；外固定物压伤浅表神经；肢体被暴力牵拉等因素致神经损伤。开放性损伤，如锐器切割和火器伤致神经断裂；机器绞伤或撕脱伤等。开放性损伤的神经损伤范围较大，治疗困难，预后差。

对于肩关节周围神经开放性损伤包括锐器伤或清洁伤口，做一期神经缝合；对火器伤或伤口污染，需待伤口愈合 3～6 周后做二期神经修复。对于闭合性损伤包括神经受压、牵拉或挫损，早期做骨折及关节复位，神经功能多能自行恢复；如 1～3 个月无恢复，则需手术检查。对于晚期神经损伤，争取 3 个月内修复，伤后 1 年以上的患者，也应积极修复。根据神经损伤的时间、性质、程度和范围，可分别行神经松解、减压，缝合修复，或行神经移位或移植，或后期行功能重建术。

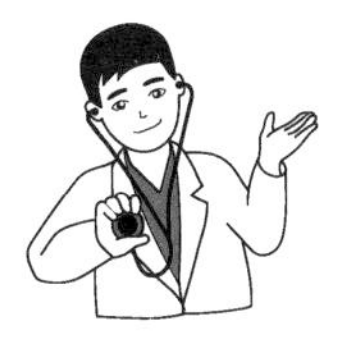

第六篇 围术期注意事项

81 手术前如何调整慢性病的日常用药?

随着人口老龄化,临床上出现越来越多的老年患者,他们伴随有不同的慢性病。那么,在手术前应该如何调整慢性病的日常用药?

服用抗高血压药的患者,应服药至手术当日早晨。有些抗高血压药需要特别注意。服用利血平的患者,如果术中出现大出血或低血压,血压将很难用药提升,因此术前应停用 1 周;服用排钾利尿药易引起低钾血症,麻醉过程中可诱发心律失常甚至心搏骤停,一般术前停用 2～3 天。

长期服用降血糖药、使用中长效胰岛素的患者,应术前 3 天改用短效胰岛素治疗。由于术前禁食、禁饮水,手术时应停用所有降血糖药物,以免引起低血糖。

服用单胺氧化酶抑制药、三环类抗抑郁药的患者,术前 2～3 周停药。

服用洋地黄类药物如地高辛、西地兰等治疗心力衰竭、心房颤动的患者,手术当天应停药。

利尿药、抗心律失常药、抗心绞痛药等均应服用至手术当日早晨，以一小口水服下。

服用中草药的患者，有些中草药的成分会与麻醉药物发生作用，对手术患者有潜在危险，术前需停用所有中草药 24 小时以上。

服用抗凝药物时，冠状动脉支架术后的患者，如果在裸支架植入 6 周、药物洗脱支架植入 12 个月内行手术，围术期可继续服用。没有行冠状动脉支架术的患者，术前应停服阿司匹林 1～2 周，停服氯吡格雷 1 周，停服华法林 4～5 天。

长期服用药物的患者在择期手术前应向医生详细说明用药情况，以便医生通过综合评估患者的病情做出用药调整，保障每位手术患者的安全。

82 为什么糖尿病患者需要在手术前后短期加用胰岛素?

肩关节手术均需要全身麻醉，择期手术前需严格控制血糖，空腹血糖＜7.8 mmol/L，餐后血糖＜10 mmol/L。对于服用降血糖药的患者，应于术前 3 天停用降血糖药，改为短效胰岛素注射。原因是手术前后非正常饮食期间，可以根据患者禁食情况及血糖情况方便调整血糖，避免血糖波动。

83 为什么手术前需要停用抗凝药物?

术前需停用的抗凝药物主要有抗血小板药、抗凝血药;术前停用此类抗凝药物的主要目的是确保围术期的手术安全,避免凝血功能障碍引起手术中大量出血,减少手术出血量,保证手术操作的顺利进行。

84 术前停用抗凝药物后需要采取其他措施吗?

抗血小板药,如阿司匹林、氯吡格雷等需术前1周停药,停药需告知血栓相关事件增加的风险,术后拔出引流导管后即恢复用药。对于抗凝血药,如华法林,术前需停药4～5天。对于血栓高危患者,停用华法林后需使用低分子肝素皮下注射替代,术后12～24小时恢复使用。

85 为什么手术前需要抽血化验?

手术前需要常规进行血液检查,主要原因有以下几点:① 血常规检查有助于了解患者有无细菌、病毒感染,有无明显的贫血及血小板减少。如果患者术前存在细菌或病毒感染,建议进行积极的抗感染治疗，待感染控制后再行手术。如果术前发现明显的贫血症状，建议纠正贫血后再行手术治疗。如果术前发现明显的血小板减少，需要纠正血小板水平到正常范围后再考虑手术。② 肝、肾功能的检查有助于评估患者对麻醉的耐受程度，术前存在肝、肾功能异常有可能会造成术后肝、肾功能衰竭，因此术前要给予纠正。同时，白蛋白指标可反映近期营养状况，对手术后的预后有很重要的指导作用。③ 凝血指标的检查用于判断患者的凝血机制是否异常，如果术前存在凝血机制异常，可能会造成术中或术后大出血，建议术前纠正后再手术。输血前测试是为了确定患者是否有肝炎、梅毒、艾滋病等传染病，如果有传染病，需要用特殊的器械，避免交叉感染，保护其他患者及医务人员的安全。

86 为什么手术前需要做心电图和胸部 X 线检查?

手术前需要进行详细的检查。心电图检查是必须要做的项目。通过心电图检查，可以了解患者的心脏状况，这样在手术时就可以避免一些风险的发生。由于手术时需要应用麻醉药物，而多数麻醉药物对神经及心血管系统都会造成一定的影响。而且手术时，很可能会应用一些升高血压或者止血的药物，这些药物也会对心脑血管产生一定的影响，因此手术前做心电图检查是非常有必要的。

手术前进行胸部 X 线检查的主要目的是避免患者胸部疾病，即心脏和心血管疾病的漏诊，从而影响手术的安全性。胸部

X 线检查是一种简单易行的检查方法，成本较低，而且通过 X 线片能够发现很多疾病，是一种临床非常实用的检查方法。无论是发生在心脏、心血管、肺部、气管的病变，或其他占位性病变，还是肋骨骨折、纵隔方面的疾病，都可以通过胸部 X 线检查来发现。

87 肩关节镜手术后一般需要使用什么药物?

肩关节镜手术后，根据手术情况，若存在内植物，需要在术后 24 小时常规使用一代或二代抗生素预防感染。术后组织肿胀可常规使用具有消肿止痛功能的药物，以促进软组织愈合，缓解局部的疼痛，加快局部的血液循环，防止局部皮肤的坏死。若患者存在明显骨质疏松，或患者术后需制动，一般建议术后进行常规抗骨质疏松治疗。若术中出血较多可适量使用止血药物。

88 为什么手术后还需要抽血化验?

手术后抽血化验检查主要是为了观察术后感染的情况，如查血常规、C 反应蛋白、降钙素原等。如果这些感染指标升高，那就应该尽早进行抗感染治疗；有些大型手术还需观察血红蛋白、红细胞等的变化，根据化验结果判断出血情况及是否需要输血、补液等治疗。手术后抽血化验还有助于观察身体内环境的改变，如电解质和酸碱平衡等，有利于评估病情变化并及时治疗，以免影响术后的恢复。

89 手术后发热就是感染吗?

手术后发热不一定是感染。手术后的前3天，部分患者会出现吸收热，与手术伤口坏死组织、积血等吸收有关；部分患者由于内固定物的影响也会出现短暂的发热。如果发热持续3天以上，而且发热超过39℃以上，就认为可能有感染和炎症。如果是感染所导致的发热，热势通常较高，会引起血象变化，可以通过血常规检查鉴别，伤口有渗出的患者可以做渗出液的培养及药敏试验来明确是否存在伤口感染。

90 无菌性炎症和感染有什么区别?

在临床上，可以将炎症分为感染性炎症和无菌性炎症。无菌性炎症是指人体发生机体障碍性疾病，但是没有出现细菌、病毒等感染，病理检查和组织学检查往往找不到细菌、病毒感染的迹象，因此称之为无菌性炎症。但它也可以有炎症的表现，表现为红、肿、热、痛等症状。感染性炎症是由病原微生物、细菌、病毒和原虫等感染引起的炎症，这类炎症一般会存在细菌、病毒等因素，治疗过程中需要用到抗生素和抗病毒药物等。

91 为什么手术后不能随便使用抗生素？

并不是所有的手术都需要常规术后应用抗生素。一方面是因为现在滥用抗生素的情况比较严重，容易导致患者菌群失调，产生耐药菌；另一方面，现在医疗水平有所提高，一些简单的、时间较短的无菌手术，因为手术后无菌消毒比较到位，术前及术后均无须使用抗生素，一般也不会出现感染。

有些组织缝合手术，如果没有炎症，一般也不建议使用抗生素。通常的用药原则是没有炎症就不使用抗生素，能口服就不肌内注射，能肌内注射就不静脉滴注。

92 手术后伤口冰敷的作用是什么？

冰敷需在术后包扎好后才可以进行。此时，毛细血管是扩张的状态，这个时候采取冰敷，可以有效刺激毛细血管，引起血管的收缩，可以起到良好的止血效果。冰敷对伤口愈合也有比较大的帮助，但是冰敷的时间不宜过长，15～20 分钟为最佳；每次间隔 3～6 小时可以冰敷一次，因为毛细血管发生了收缩，所以会减少组织液的渗出，也避免了局部出现肿胀的情况。

93 手术后多久可以洗澡?

如果肩关节镜手术后无感染、伤口恢复好,可根据患者情况,建议拆线后 2 天可以洗澡。但需要注意,手术后伤口未完全恢复前,为避免感染,应尽量避免洗澡,可选择用湿毛巾擦拭。不同部位的伤口恢复的时间是不同的,具体需结合患者的实际情况,避免因洗澡导致伤口感染,不利于病情恢复。

94 手术伤口多久可以拆线?

肩关节镜手术是一种微创手术,创伤小,恢复快。手术伤口一般很小,手术以后需对手术伤口进行定期的换药消毒,一般每 3 天换药 1 次,等到伤口干燥、清洁、没有明显渗出,2 周左右手术伤口愈合,没有红肿、渗出,没有感染就可以拆线。拆线以后,患者手术伤口保持干燥、清洁,注意避免伤口感染。

95 手术后多久需要复诊?

肩关节镜手术后,一般需术后 2 周至门诊复诊,此时医生可判断患者伤口愈合情况、有无渗出,同时可进行伤口拆线。根据患者手术的情况，建议患者在术后 6 周内，每 2 周复诊 1 次，方便医生及时了解患者恢复情况，进行有针对性的术后肩关节的功能康复指导。建议患者在 7～12 周每 4 周复诊 1 次，及时沟通术后康复情况，有问题可及时发现、解决。术后 24 周建议复诊 1 次，进行肩关节 MRI 等检查，评估肩关节手术后的组织恢复情况。

96 手术后伤口感染的表现有哪些？

手术后出现伤口感染，一般会表现为伤口疼痛，并且疼痛会逐渐加剧；伤口局部可以出现红肿；伤口有血性及脓性的分泌物；反复发烧；伴有食欲下降。严重的时候可以出现皮肤溃烂，以及昏迷等症状。最容易出现伤口感染的时间是手术后 1 周左右。

97 手术后伤口感染怎么办？

如果手术后伤口出现了感染，需要对伤口做好局部的清创换药及处理，避免感染导致疾病的加重。要严格进行局部的消毒，有利于伤口进一步好转。同时还需要应用一些有效的抗生素，以及针对性的药物进行抗感染对症治疗。若感染无法控制，或伤口内存在内植物，需积极进行清创处理，必要时需取出全部的内植物，待感染控制后，二期再做修复手术。

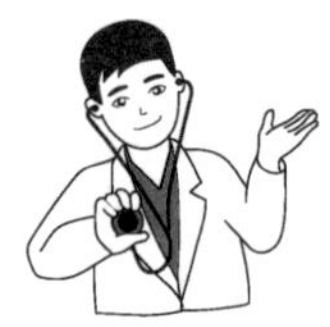

第七篇 手术后康复及随访

98 手术修复后的软组织结构多久可以愈合?

肩关节镜手术后患者软组织结构的愈合时间是由肩关节镜下进行的手术操作种类决定的。一般来说,软组织修复面积越小,软组织结构愈合的时间就越短,多数患者的愈合时间约为1.5个月。若软组织修复面积大,软组织结构愈合的时间需要更长,部分患者需要3个月左右的时间恢复。

软组织结构真正达到完全修复,一般需要至少3个月甚至更长的时间。因为撕裂的肌腱通过锚钉缝合固定到骨面上,腱骨愈合至少需要4个月,所以手术修复后的恢复期至少3个月或者更长的时间。在手术的恢复期通常要避免做剧烈的肩关节运动,早期1.5个月内可以根据手术情况做肩关节被动活动,1.5个月以后在腱骨初步愈合以后,可以做肩关节主动活动。

99 手术修复后的骨性结构多久可以愈合?

骨折的愈合是一个连续不断的过程,新生修复的过程是由膜内骨化与软骨化共同完成。一般将骨折愈合分为三个阶段。

血肿机化期: 骨折后,骨髓腔内、骨膜下和周围软组织内出血,形成血肿,血肿于伤后6～8小时即开始凝结成含有网状纤维的血凝块,损伤坏死的软组织引起局部无菌性炎症反应。新生的毛细血管和吞噬细胞、成纤维型细胞等从四周侵入,逐步进行消除机化,形成肉芽组织。肉芽组织转化为纤维组织。这一过程2～3周方能初步完成。

原始骨痂形成期: 由骨内、外膜的骨样组织逐渐钙化而成新生骨,即膜内化骨。原始骨痂不断加强,并能抗拒由肌肉收缩而引起的各种应力时,骨折已达临床愈合阶段。这一过程一般需4～8周。患者已可拆除外固定,逐渐恢复日常活动。

骨痂改造塑型期: 原始骨痂为排列不规则的骨小梁所组成,尚欠牢固,应防止外伤,以免发生再骨折。随着肢体的活动和负重,在应力轴线上的骨痂不断地得到加强和改造,而在应力轴线以外的骨痂,逐步被清除。原始骨痂逐渐被改造成为永久骨痂,后者具有正常的骨结构。骨髓腔亦再沟通,恢复骨的原形。儿童为1～2年,成人为2～4年。

100 组织愈合时间和质量与哪些因素有关？

（1）年龄：多项研究发现，不同年龄的患者组织损伤后的愈合能力不同。年龄增长可能意味着肌腱愈合功能的减弱。

（2）全身健康情况：患者的一般情况不好，如营养不良、糖尿病、钙磷代谢紊乱、恶性肿瘤等，均可导致延迟愈合。

（3）损伤特征：组织撕裂的大小可以影响组织愈合。研究发现，小或中等肩袖损伤患者仅有4%出现不愈合，而大或巨大的肩袖损伤患者中，该比例高达22%。单根肩袖损伤的患者约90%会愈合，但多根肩袖损伤的患者仅49%会愈合。

（4）组织质量：在愈合过程中，组织质量也扮演了非常重要的角色。有研究发现，正常肩袖肌腱组织质量的患者肩袖修补术后的愈合率为84%，而退变严重的患者愈合率仅为55%。正常肩袖肌腱组织愈合失败的概率较退变组织的失败率更低。

（5）感染：可导致骨髓炎、死骨及软组织坏死，影响组织愈合。

（6）神经供应：截瘫、小儿麻痹症和神经损伤的患者，其肢体骨折愈合较慢。

（7）治疗方法：① 复位不及时或复位不当；② 过度牵引可以使断端间的距离增大，影响组织愈合；③ 不合理的固定方式会在恢复期的不同阶段增加应力干扰，影响正常愈合。

（8）手术操作：切开复位内固定时造成骨膜的广泛剥离，不仅影响骨膜的血液运行，也可导致感染。在开放性骨折中，过多地去除碎骨片，可造成骨缺损，影响骨折愈合。

（9）不正确的功能锻炼：不遵守功能锻炼的指导原则，可影响愈合。

101 肩关节组织修复手术后是否需要佩戴支具？

对于肩袖损伤或者是肩关节脱位盂唇损伤的患者，术后需要根据手术的情况佩戴相应的保护性支具。例如，常见的肩袖冈上肌腱损伤的患者，需要将肩关节维持在外展 30°的位置上；对于肩袖损伤的患者，锚钉缝合固定后肌腱张力很大，通过维持这个姿势，能够减少缝合端压力，可以降低肩袖再撕裂的复发概率。但是对于一些其他的疾病，如肩关节钙化性肌腱炎钙化灶单纯清理，或者冻结肩行单纯肩关节粘连松解术后肩关节无须固定，可以逐步进行功能活动锻炼。因此是否佩戴支具需要具体情况具体分析。

102 常见肩关节固定支具的种类有哪些？

肩关节固定支具主要包括肩关节外展固定支具、肩关节内旋固定支具、肩关节外旋固定支具等。根据肩关节疾病的种类不同，各种支具应用的场景也不同。

肩关节外展固定支具又称作肩外展矫形器、肩外展支架、肩外展飞机架。适用于肩关节手术后固定、肩关节骨折、脱位整复后、臂丛神经麻痹或拉伤，也适用于急性肩周炎、肩关节化脓性关节炎、肩关节结核等。特点是可将肩关节固定在外展、前屈、内旋位和肘关节屈曲、腕关节功能位；并在患者站立或卧床时，可使患肢处于抬高的位置，以利于消肿、消炎、止痛；可以根据手术情况的需求调整肩关节屈曲、外展角度，使肩关节外展保持在30°或70°～90°，使肘关节屈曲45°～90°，使掌指关节保持功能位。

肩关节内旋固定支具主要适用于肩袖损伤中肩胛下肌撕裂的修补术后，肩关节脱位、盂唇修补术后的固定。该支具使肩关节处于内旋位固定，肘关节屈曲90°。

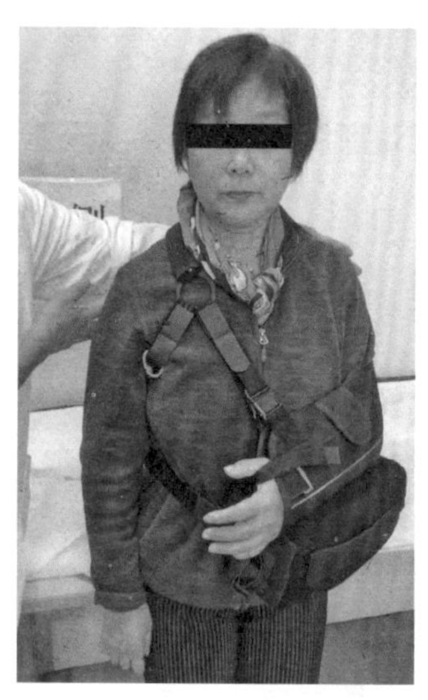

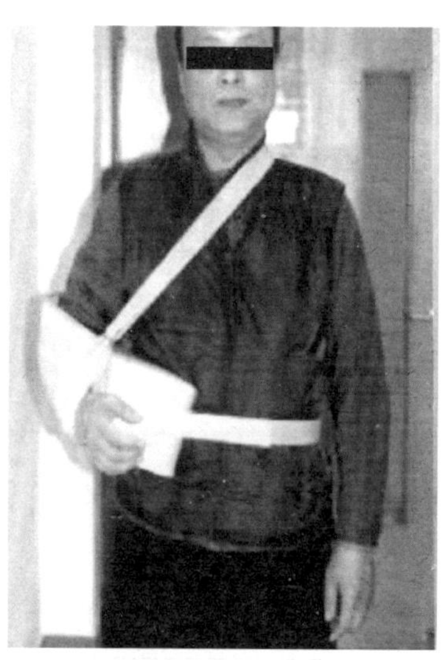

肩关节固定支具

左图：内旋固定支具；右图：外展固定支具

肩关节外旋固定支具主要适用于肩袖损伤中冈下肌及小圆肌撕裂的修补术后，其使肩关节处于外旋位置固定，可使修补后的冈下肌腱及小圆肌腱处于松弛位置。

103 肩关节镜术后支具需要佩戴多久？

肩关节镜术后的支具使用时间是由肩关节镜下探查的结果及具体执行的相应手术操作来决定的。如果手术造成的损伤较小，佩戴支具的时间相对较短，约 1.5 个月，佩戴支具也会让肩关节活动相对自由；如果手术重建过程中损伤较大组织，则需要佩戴相对较长时间的支具，约 3 个月。

104 肩关节镜术后关节需要保持在什么位置？

肩关节镜肩袖修补术后、肱骨大结节骨折术后可选用肩关节外展固定支具，肩关节外展约 30°。肩关节脱位整复术后或肩关节盂唇损伤修补术后，可使用肩关节吊带将前臂悬吊于胸前外固定。而对于一些特殊类型的肩袖损伤，需根据撕裂肌腱的部位不同选择不同的外固定方式及位置，如肩胛下肌撕裂，需肩关节内旋位固定；冈下肌及小圆肌撕裂，需肩关节外旋位固定。所有的支具使用都是为了降低肌肉、肌腱的缝合张力，促进愈合，降低肌腱的再撕裂概率。

105 手术后康复锻炼有哪些？

术后3个月内，以恢复肩关节活动范围为主要目的。术后6周内可在疼痛可耐受的情况下进行被动活动，禁止主动活动，如主动抬胳膊等活动。被动活动的方案遵医嘱，应坚持锻炼。主动活动一般在6周后开始，但是必须根据手术前肩袖撕裂的范围而有所不同，撕裂面积大的，主动活动需要推迟。老年人，特别是老年女性需要更晚些。一般来说，术后3个月，关节的活动范围接近正常即可。

关节活动度练习每天一次即可，每个不同角度的动作能够达到最大范围，坚持5分钟左右。练习后立即冰敷20分钟。注意每天不能过多练习。早期应多冰敷，3～5次/天。争取每2～3天，活动范围都有进步。佩戴肩肘吊带时间一般为6～8周，巨大肩袖撕裂应延长至12周。术后3个月内不能提重物。合并肩胛下肌修复患者，6周内不能主动内旋，外旋不超过30°。行肱二头肌腱固定术的患者，6周内不能主动屈肘。术后3个月时，复查MRI，逐渐开始力量练习。

肩关节术后常用的康复训练方法有：

（1）钟摆训练：即患侧关节做逆时针或顺时针的画圈训练，以不出现疼痛为宜。

（2）被动肩前屈：仰卧位，健侧手臂握住患侧肘部，患侧手臂伸直，健侧手臂推举，使患侧手臂上举至最高位。

（3）爬墙练习：面对墙壁，患肢手扶墙面，身体尽量贴紧墙面，手尽力伸向上方。

术后的康复训练方法众多，建议在康复治疗师的指导下进行，根据具体情况选择合适的训练方法。

106 肩关节镜术后有哪些注意事项？

肩关节镜术后外固定的患者需每天观察固定部位皮肤，避免造成皮肤破溃甚至感染。观察患肢有无手部麻木，感觉功能及运动能力是否存在异常，避免术中损伤及术后支具卡压损伤。肩关节外固定患者应积极锻炼手术部分外其他关节、肌肉，如肘关节、腕关节等，防止关节僵硬。根据患者肩关节的具体手术情况，在医生的指导下进行肩关节的功能活动锻炼，包括主动活动及被动活动。

107 主动活动和被动活动分别指什么？

肩关节镜术后根据患者手术情况，除了肩袖损伤、盂唇损伤修复等需要外固定以外，均需要进行功能锻炼，以改善血液循环，减轻肌肉及肩关节粘连，缓解不适症状，常见的肩关节锻炼方法包括主动活动和被动活动。

（1）主动活动

爬墙法：爬墙法是肩关节锻炼的最常用方法。首先患者面向墙壁，双臂紧贴在墙面上，然后手指带动手臂逐渐向上做爬墙的动作，一点点用力地向上爬，尽量达到更高的高度。建议患者每天爬到某个高度之后在墙上画一条线，每天进步一些，直至达到正常范围。

画圈法：可以上下方向画圈，也可以左右方向画圈。通过画圈的动作，增加肩关节活动度。建议每次画10～20圈，每天练习3～5次，根据患者的疼痛情况及体力逐渐加量。

梳头法：患者双手交替去摸自己的前额、头顶、枕后及耳后，向前纵向绕头1圈，就像梳头一样，每次练习10～20下，每天练习3～5次。

器械锻炼：可以使用小区或公园里的锻炼器材，锻炼肩关节，如使用能够上下拉伸的器材，进行肩关节周围肌肉的拉伸锻炼，从而增加肩关节活动范围。

（2）被动活动

被动前屈上举：患者平卧，用健侧手用力将患肢上举，尽可能达到最大角度，在患肢不用力的情况下，维持该角度2分钟。

钟摆练习：患者弯腰90°，患侧上肢下垂，以健侧手扶住患侧手腕，健侧手用力推、拉患侧前臂，使患侧肘关节画圈，可以逆时针画20圈，顺时针画20圈，在患侧前臂能达到的最大活动范围内活动。

被动内旋：患者站立，健侧手背在脑后，患侧上肢背在背后，两手分别握住一条毛巾的两端。健侧手握毛巾尽力将患侧手向上拉，患侧上肢不用力，达到最大限度时维持2分钟。

被动体侧外旋：患者平卧，患侧肘关节紧贴在体侧，屈曲90°，健侧手用木棒顶住患侧手掌，尽力向外推患侧手，并维持患侧肘关节紧贴体侧，维持该动作2分钟。

108 手术后主动活动和被动活动何时开始？

对于肩关节粘连或钙化性肌腱炎等未行组织缝合修补的手术，术后即刻可进行肩关节主动和被动活动。对于撕裂较小的肩袖损伤或盂唇损伤，一般建议在术后第2天开始每日进行肩关节被动活动，一般每日活动3次。对于肩袖撕裂较大或盂唇损伤较重的患者，建议肩关节支具固定6周，避免肩关节活动，此过程中可进行腕关节和肘关节的功能活动锻炼。肩胛下肌撕裂的患者，肩关节需固定于内旋位置6周；小圆肌及冈下肌撕裂的患者，肩关节需固定于外旋位置6周，固定期间均可行肘关节及腕关节活动锻炼。

109 什么是等长肌力训练?

等长肌力训练是肌肉收缩时,肌纤维的长度保持不变,也不产生关节活动,但肌肉能产生较大张力的一种训练方法,又称静力性训练。在肌肉和骨关节损伤后初期或手术后,为避免给损伤部位造成不良影响,常利用此方法进行肌力的增强训练。

110 什么是关节活动度训练?

关节活动度训练是康复锻炼的方法之一。训练可分为矫正性措施和预防性措施。常配合其他物理治疗,如按摩、牵引等。通过应用主动或被动的练习方法,维持关节正常的活动度,恢复和改善关节功能。

111 肩关节手术后多久可以恢复正常功能?

肩关节手术后一般1.5～3个月肩关节可以恢复至正常功能。具体恢复时间需要根据个人体质、日常护理、康复锻炼等方面进行判断。当肩关节由于骨折、肩袖损伤或者其他原因,需要手术的时候，一般需要根据手术治疗情况来决定患者术后的肩关节功能锻炼。一般来说，需要 2～3 个月来恢复。部分患者可能更久，需要 3～6 个月才能逐渐恢复正常，根据每个人的损伤情况有所不同。

112 肩关节手术后什么时候可以开始体育活动?

对于存在肱骨大结节骨折、肩袖修补、肩关节盂唇修补或肱二头肌长头腱固定的患者，在行肩关节手术后 1～6 周需佩戴肩关节保护支具，在康复治疗师及家人的帮助下进行上肢被动上举等保护性锻炼；术后 7～12 周需逐渐增加肩关节活动范围，包括适度增加肌肉锻炼；术后 13～24 周，需进行上肢肌肉力量锻炼；肌肉力量基本得到恢复及加强，术后 24 周后可以开始进行体育活动锻炼。但对同一患者而言，开始体育活动的时间应该比日常生活活动恢复正常的时间稍晚。

对于冻结肩关节镜松解、钙化性肌腱炎钙化灶单纯清理等手术的患者，术后即刻可进行肩关节功能活动，患者一般于术后 2 周伤口愈合后可逐步恢复日常生活活动，术后 6 周功能恢复良好的情况下可逐步进行体育活动锻炼。

113 为什么手术后关节疼痛不能完全消失?

肩关节镜手术的目的是解决肩关节组织损伤,改善肩关节功能,减轻肩关节疼痛,部分患者可能会在术后短时间或长时间存在关节疼痛。术后肩关节短时间内仍处于炎症水肿期,炎症及水肿在逐步的吸收过程中,肩关节短期内可存在疼痛。部分患者肩关节肌腱或盂唇的撕裂时间较长,肩关节组织的退行性病变及其引起的慢性炎症反应较重,关节盂及肱骨头软骨损伤较重,此类患者术后疼痛可能会明显缓解,但可能会长时间存在较轻微的疼痛,无法完全恢复到无痛。

114 什么是手术后继发性肩关节僵硬?

临床上继发性肩关节僵硬是肩部疾病、创伤和术后常见的并发症,导致肩关节疼痛和活动受限。尽管其病因和严重程度并不相同,但是却严重影响患者的日常生活,继发性肩关节僵硬的病程无法预测。近年来,尽管人们不断进行基础实验和临床实践研究,继发性肩关节僵硬的病因和发病机制仍未完全明了,对于该病的最佳治疗方法也没有形成统一的意见。

外科手术是导致肩关节僵硬的公认原因,前方、后方关节囊或肩袖的手术均可能导致肩关节活动受限。有研究发现肩袖撕裂修复术后肩关节僵硬的发病率为4.9%。继发性肩关节僵硬的病理改变为肩关节囊纤维化(局部或全部),三角肌和肩袖、三角肌和肱骨近端粘连,同时伴有广泛的软组织挛缩(关节囊、韧带、肌腱)。继发性肩关节僵硬的临床表现为肩关节的外展、外旋和内旋等活动受限,特别是外展和外旋,主、被动活动均受限。常伴有肩部疼痛,但此种疼痛主要与活动受限有关。肌力降低不明显,但常由于活动受限而影响评估。

115 手术后继发肩关节僵硬如何治疗?

目前对于手术后继发肩关节僵硬的治疗并没有统一的意见。治疗主要包括保守治疗和手术治疗。

(1) 保守治疗

药物治疗:可以采用不同种类的非类固醇消炎药治疗继发性肩关节僵硬的疼痛和炎症反应。它们在缓解疼痛方面的作用获得广泛肯定。结合药物治疗和规律锻炼的患者能获得更好的疗效。

物理治疗:对于病程少于6个月或未接受治疗的继发性肩关节僵硬的患者,物理治疗是初始治疗的主要方法。患者通常先在辅助下行主动活动,然后再行被动的牵伸练习。反复多次练习比单次长时间练习更有效。争取每次将肩关节伸展到可耐受疼痛的最大范围。患者可以服用消炎镇痛药,在锻炼前先热敷,锻炼后再冰敷。这些办法可以减轻锻炼造成的不适，并提高患者对锻炼的耐受性。在物理治疗的过程中，可以通过增加额外刺激的方法分散患者注意力以减轻疼痛。如果继发性肩关节僵硬能够得到早期诊断，那么保守治疗效果会更好。

(2) 手术治疗：对于经过3～6个月保守治疗没有获得满意关节活动度，甚至毫无进展的患者，可采用手术治疗。包括麻醉下手法关节松解术、关节镜下关节囊松解术和开放手术松解。

麻醉下手法关节松解术：手法松解应在常规治疗失败、关节活动度急剧下降的阶段进行。通常采用局部或全身麻醉，使肩部肌肉完全放松，同时手法松解必须轻柔，防止发生肱骨骨折。神经阻滞的优点是患者能够在术后马上感受到关节活动度的提高，同时应用术后镇痛，这样能允许患者马上进行肩关节功能锻炼。由于继发性肩关节僵硬的患者多伴有关节囊外粘连，同时肩关节的解剖结构也发生了改变，使用手法松解可能疗效较差，选择这种治疗方式需要慎重。手法松解的禁忌证包括明显的骨质疏松、骨折畸形愈合、骨折不愈合、已知关节外软组织挛缩、肩关节不稳手术后。

关节镜下关节囊松解术：对于保守治疗失败和顽固性肩关节僵硬的患者，可在关节镜下松解挛缩组织。主要目的是进行全面松解，包括肩袖间隙、盂肱上韧带、喙肱韧带、前方关节囊、盂肱中韧带、盂肱下韧带、下方关节囊和后方关节囊。继发性肩关节僵硬患者常有厚的、密集的肩峰下粘连，可同时在关节镜下进行肩峰下间隙的软组织松解减压。术后仍须进行及时、有效和长期的功能锻炼。

开放手术松解：继发性肩关节僵硬的患者有关节外软组织挛缩，不能通过物理治疗或手法松解来治疗，也不适合关节镜下松解，因为挛缩包括了肩胛下肌腱和关节囊。在这种情况下，可以通过开放手术切除瘢痕，松解关节外粘连和处理肩胛下肌腱。此外，有肩关节镜手术禁忌证或关节镜手术失败的患者，也可采用开放手术松解。

116 什么是对固定用材料的排斥反应？

人体的免疫系统对于进入人体的异物都有天然的排斥反应，目前对于医用植入物如钢板、螺钉、缝线等，都尽量采用生物相容性较高的材料制作，但是仍有一定的概率出现排斥反应。

具体临床表现为内植物部位皮肤红、肿、热、痛，切口处会有炎性渗出，也有部分患者会在皮肤表面出现红疹。排斥反应需要与术后感染相鉴别，需要留取分泌物做一般细菌培养，并查血常规、C反应蛋白、红细胞沉降率、降钙素原来进行鉴别。绝大多数骨折术后局部出现红、肿、热、痛及炎性渗出都是感染导致的，要查明原因，再因病施治。在正常情况下，机体对内外的各种致病因子都有着非常完善的防御机制，因此对外来的细菌、病毒、异物等都会有识别和保护机制。但是对于不同种类的致病因子的排斥，反应时间也会有所区别。第一种是超急性排斥反应，这种情况属于最严重的排斥反应，一般在术后24小时内出现。第二种为加速性排斥反应，一般在术后3～5天出现。第三种为急性排斥反应，一般在术后1周～6个月出现。第四种为慢性排斥反应，多发生于术后6个月。

如果是钢板、螺钉或锚钉排斥反应，严重的患者需要去除所有内植物。缝线排斥反应严重可以拆除线结，症状较轻的可积极换药。

117 肩关节镜手术后多久需要再次进行影像学检查？

肩关节镜手术后，根据手术的具体情况，部分患者可能需要术后第2天行肩关节X线或CT检查，评估内固定位置。患者术后需常规、按时门诊随访，一般建议患者于术后6～12个月行肩关节MRI检查，评估肩关节组织恢复情况。不建议早于术后6个月复查MRI，因为此时组织愈合的炎症反应可能尚未完全消失，图像上仍可能见到局部积液、组织高信号等表现。这些表现一方面容易被误认为损伤复发，引起不必要的焦虑；另一方面，组织愈合的时间较短，也不能反映修补后组织是否愈合成功。

118 肩关节镜手术后损伤是否有复发可能？

客观上讲，肩关节镜手术后，肩袖、盂唇等组织修补后存在再次撕裂的可能，在临床上，常用再撕裂率来描述其发生情况。导致其再次撕裂的因素主要包括年龄、肌腱质量、吸烟史、糖尿病、术后康复、术后创伤等。

119 肩关节镜手术后影响组织修复愈合的原因有哪些？

以下以肩袖修补术后为例，说明修补手术后影响肩袖愈合的原因及危险因素。主要包括以下几种情况：

(1) 年龄：年龄是影响肩袖愈合的重要因素之一。随着年龄增长，肩袖修补术后再撕裂的发生率逐渐升高。55 岁以下单纯冈上肌腱撕裂患者行肩袖修补术后 2 年，再撕裂率为 9%，而 65 岁以上患者肩袖修补术后再撕裂率则高达 53%。随着患者年龄增长，肩袖修补术后愈合能力逐渐降低，再撕裂率逐渐升高。

(2) 吸烟：可增加肩袖损伤的风险。研究发现，肩袖撕裂患病率与吸烟量、烟龄密切相关。不仅如此，吸烟还与肩袖撕裂的大小有关。有研究分析了 408 例患者的肩袖撕裂大小与吸烟之间的关系，结果证实，日常和累积吸烟量越大，肩袖撕裂程度越严重。吸烟也可影响术后肩袖愈合。烟草中的尼古丁具有延长炎症反应期、收缩血管、降低局部供氧和抑制细胞增殖的作用，从而影响了肩袖和骨面的腱骨愈合。

(3) 糖尿病：糖尿病是导致肩袖病变的重要危险因素之一。糖尿病患者肩袖退变更严重、冈上肌腱撕裂率更高。糖尿病还可影响术后肩袖愈合。糖尿病患者较非糖尿病患者肩袖修补术后疗效差，并且具有更高的失败率和感染率。

(4) 撕裂大小：关节镜下肩袖修补术的患者，术前肩袖撕裂<3厘米的患者术后再撕裂率约为16%，3厘米<肩袖撕裂≤5厘米的患者术后再撕裂率高达76%，肩袖撕裂>5厘米的患者术后再撕裂率高达88%。肩袖撕裂越大，术后愈合率越低、失败率越高。原因可能与大和巨大肩袖撕裂患者肌腱退变较严重、缝合处张力较大有关。

(5) 肩袖肌肉萎缩和脂肪浸润：它们均可影响肩袖修补术后愈合，是肩袖修补术后再撕裂的重要危险因素。术前肩袖肌肉脂肪浸润越重，术后肩袖完全愈合率越低、再撕裂率越高。肩袖肌肉脂肪变性程度可作为判断肩袖修补术疗效的一个重要预测指标。

(6) 骨皮质厚度和骨密度：带线锚钉的最大拉出强度和疲劳寿命与骨皮质的厚度相关。肩袖足印区去除骨皮质可导致锚钉在肱骨近端的牢固度下降，进而导致锚钉固定失败。为了使锚钉植入后有足够的生物力学稳定性，肩袖足印区骨皮质不应完全去除。带线锚钉的拉出强度还与锚钉植入处的骨密度相关，肱骨近端骨密度越高，拉出锚钉所需的力越大。

与再撕裂相关的危险因素包括较低的骨密度、术前冈下肌脂肪浸润和肩袖回缩。

(7) 锚钉脱出：锚钉脱出也是造成肩袖修补失败的原因之一，从而影响肩袖愈合。术前肩袖撕裂越大，术后早期金属锚钉脱出率可能越高。此外，锚钉直径较小者拉出强度较低，术后更容易发生锚钉脱出。

（8）缝线磨损：缝线在锚钉线孔处的磨损可导致缝线断裂，肩袖固定失败，肩袖不能愈合。缝线与锚钉间的角度可影响缝线的磨损。此外，锚钉不宜植入过深，植入过深不但增加了缝线在锚钉线孔处的磨损，还有可能造成缝线与骨面切割，导致术后早期缝线断裂，肩袖固定失败。

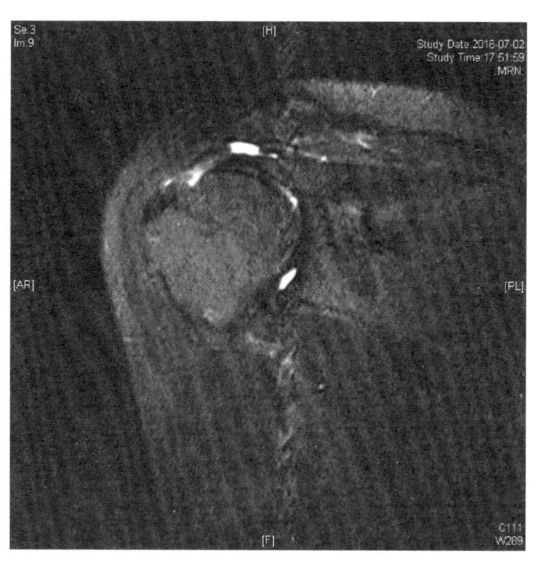

肩袖修补后4年余MRI检查发现的撕裂复发，注意复发处在修补处的近端，以及隐约可见已部分吸收的带线锚钉轮廓

（9）创伤或外伤：创伤或外伤是造成肩袖修补失败的因素之一，影响肩袖愈合，可发生于术后早期（3个月内）或晚期（肩袖愈合后）。早期创伤包括摔伤和术后过激的康复锻炼。患者不依从

康复程序、过早主动活动也可导致早期肩袖修补失败。此外，感染也可造成肩袖修补失败。

120 肩关节镜手术后组织损伤复发怎么办？

以下仍以肩袖修补术后的损伤复发（再撕裂）为例阐述复发的治疗方法。非外伤性再撕裂主要出现于术后早期，大多发生在术后3个月内，因为肩袖修补术后6个月内组织并不能完全达到正常的弹性和强度。6个月后发生的再撕裂常为运动或创伤所致。肩袖再撕裂主要发生在腱骨愈合的早期，关节镜修补术后6～26周，并且愈合时间比预期的慢。因此，应加强宣教，改变患者日常行为习惯，提高康复的依从性。有研究评估了1 600例患者的数据，结果显示，术后6个月，有30%的患者发生再撕裂，与再撕裂患者相比，肩袖修复完整的患者冈上肌肌力更大，外旋肌力更大。虽然愈合的肩袖在强度方面最优，但不愈合的肩袖仍可实现临床结果的改善。撕裂肩袖的愈合情况与术后功能及力量的恢复密切相关，但术后再撕裂仍可表现出良好的临床效果。肩袖修补术后再撕裂不一定会导致临床失效，许多肩袖部分愈合或存在肩袖残余缺损的患者术后都恢复得很好。

与初次肩袖修补术相比，肩袖翻修术更为困难、耗时长且临床效果均较差。肩袖再撕裂的主要预防方法是行初次肩袖修复手术时正确选择手术适应证。虽然医生对患者因素难以把控，但需遵循基本原则，注意技术细节；加强宣教，提高患者依从性；提高肩袖撕裂患者的临床效果及满意度，同时应关注患者肩袖再撕裂的风险评估，为高风险人群提供恰当的手术方式及康复指导。

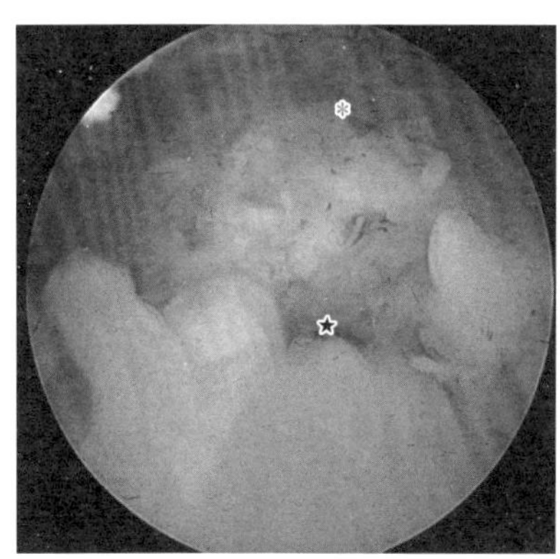
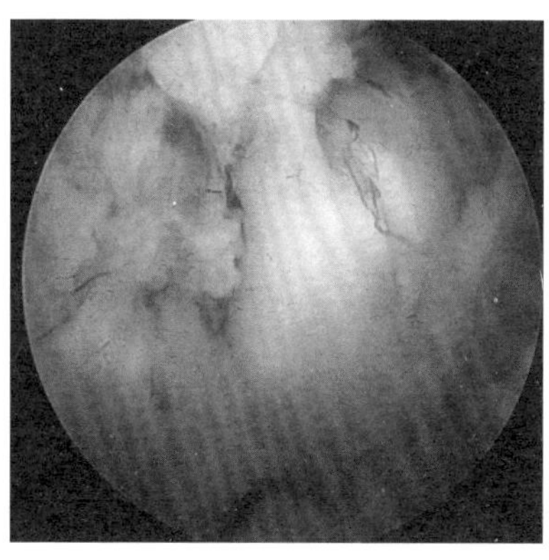

肩关节镜下所见肩袖修补术后再撕裂 1 例

初次修补术后，患者积极康复锻炼，但在术后 6 月余，无明显肩关节僵硬的情况下仍存在明显的患肢活动受限，日常生活受到影响。肩关节镜探查发现接近全层的再撕裂（左图，* 所在处为撕裂肌腱断端，★所在处为仅有少量肌腱纤维覆盖的肱骨头），由于治疗及时，再撕裂时间较短，断端回缩不明显，肩袖组织质量及顺应性均尚可，再次修补成功（右图）